Hilliges

Rat und Hilfe bei Lupus

Ilona Maria Hilliges

Rat und Hilfe bei Lupus

- Alles zur Entstehung und Behandlung der Schmetterlings-Krankheit und anderer Kollagenosen

TRIAS

Die Deutsche Bibliothek –
CIP-Einheitsaufnahme

Ein Titeldatensatz für diese Publikation ist bei Der Deutschen Bibliothek erhältlich.

Leserservice:

Wenn Sie Fragen oder Anregungen zu diesem Buch haben, schreiben Sie uns an:
TRIAS Verlag
Postfach 301107
D-70451 Stuttgart
oder schicken Sie eine E-mail an:
trias.lektorat@thieme.de

Covergestaltung:
Cyclus · Visuelle Kommunikation, Stuttgart
Unter Verwendung einer Illustratuion von Parthena Loenicker, hinten Stockbyte

Textzeichnungen: Constantinescu, Horrmann

Lektorat und Bildredaktion: Thomas Kopal, Tamara Rose

Wichtiger Hinweis:
Wie jede Wissenschaft ist die Medizin ständigen Entwicklungen unterworfen, Forschung und klinische Erfahrung erweitern unsere Erkenntnisse, insbesondere was Behandlung und medikamentöse Therapie anbelangt. Soweit in diesem Werk eine Dosierung oder eine Applikation erwähnt wird, darf der Leser zwar vertrauen, dass Autoren, Herausgeber und Verlag große Sorgfalt darauf verwandt haben, dass die Angabe dem **Wissensstand bei Fertigstellung des Werkes** entspricht.
Für Angaben, Dosierungsanweisungen und Applikationsformen kann vom Verlag jedoch keine Gewähr übernommen werden.
Jeder Benutzer ist angehalten, durch sorgfältige Prüfung der Beipackzettel der verwendeten Präparate und unter Umständen nach Konsultation eines Spezialisten festzustellen, ob die dort gegebene Empfehlung für Dosierungen oder die Beachtung von Kontraindikationen gegenüber der Angabe in diesem Buch abweicht. Eine solche Prüfung ist besonders wichtig bei selten verwendeten Präparaten oder solchen, die neu auf den Markt gebracht worden sind. **Jede Dosierung oder Anwendung erfolgt auf eigene Gefahr des Benutzers.** Autoren und Verlag appellieren an jeden Benutzer, etwa auffallende Ungenauigkeiten dem Verlag mitzuteilen.

Dieses Buch wurde in neuer deutscher Rechtschreibung verfasst.

Gedruckt auf chlorfrei gebleichtem Papier

Rüdigerstraße 14, D-70469 Stuttgart
Printed in Germany
Satz: Cyclus · Media Produktion
Druck: Westermann Druck Zwickau

ISBN 3-89373-654-9 1 2 3 4 5 6

Anhang

Zu diesem Buch

Liebe Leserinnen und Leser,

dieses Buch soll Ihnen praktische Hilfestellung bei der Alltagsbewältigung leisten. Um zu wissen, was Ihnen fehlt und was Sie persönlich für sich tun können, müssen Sie gründlich informiert sein. Lupus erythematodes, kurz LE, hat viele Ausdrucks- und Erscheinungsformen.

Nicht alle Organbeteiligungen und Symptome, die in diesem Buch besprochen werden, treffen natürlich gerade auf Sie zu. Für den Umgang mit LE ist es jedoch nützlich, die ganze Erkrankungsbreite zu kennen. So können Sie als Betroffene zum Experten in eigener Sache werden.

Davon profitiert Ihr Arzt und – was das Wichtigste ist – Sie haben es selbst in der Hand, sich das Leben mit einer chronischen Erkrankung leichter zu machen.

Dieser Ratgeber ist in 6 große Kapitel gegliedert:

- **Kapitel 1** befasst sich mit der Frage, was Lupus erythematodes ist, seinen Ursachen und Symptomen, gewährt einen Rückblick in die Geschichte des Krankheitsbildes und einen Ausblick in die Zukunft anhand neuerer Forschungsergebnisse.
- **Kapitel 2** informiert Sie über die Diagnosestellung und den Verlauf der Krankheit, ihre konkreten Auswirkungen im Alltag mit Möglichkeiten und Grenzen.
- **Kapitel 3** berichtet darüber, welche Organe von LE betroffen sein können und wie sich Organbeteiligungen zeigen können.
- **Kapitel 4** schildert die derzeit angewandten Therapien mit den Möglichkeiten medikamentöser und alternativer Behandlung sowie deren Grenzen.
- **Kapitel 5** beschäftigt sich mit verwandten Kollagenosen und Autoimmunkrankheiten sowie Zweiterkrankungen oder Folgeerkrankungen.
- **Kapitel 6** zeigt Ihnen schließlich Wege zur Krankheitsverarbeitung im privaten und beruflichen Leben auf, ergänzt um praktische psychologische und soziale Hilfen, die auch in Ihrem Umfeld zur Verfügung stehen.

Eine Schlüsselrolle beim Lupus (und deshalb auch im vorliegenden Buch) nehmen das Immunsystem und die Psyche bzw. deren Wechselwirkungen ein. Aus diesem Grund wird in mehreren Kapiteln darauf eingegangen. Wiederholungen sind also durchaus beabsichtigt, so können Sie vorhandenes Wissen vertiefen oder auch jedes Kapitel getrennt lesen, ohne dass Ihnen Grundsätzliches zum Verständnis der Zusammenhänge fehlt.

Als Lupus-Betroffene müssen Sie sich oft durch einen wahren Fremdwort-Dschungel kämpfen. Hier finden Sie die Kurzerklärungen jeweils bei den medizinischen Fachbegriffen, sodass Sie nicht unbedingt woanders nachschlagen müssen.

Die folgenden Symbole dienen als Wegweiser durch die Lektüre:

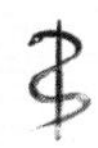 für Medizin (in Geschichte und Gegenwart)

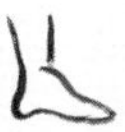 für Psychologie und soziales Leben

So sehen Sie auf einen Blick, mit welcher Art von Informationen Sie der entsprechende Abschnitt versorgt.

Leserinnen und Leser, die in den medizinischen Teil noch tiefer einsteigen wollen, erhalten zusätzliche Informationen in den Exkursen „Für Interessierte“.

Bericht einer Betroffenen

„Aber du siehst doch so gesund aus!"
Das ist eine typische Reaktion, die Susanne K. oft erlebt. Die 28-Jährige erzählt wie ihre Krankheit anfing:

„Kurz nachdem ich eine neue Stelle als Abteilungsleiterin bei einer großen Bank angetreten hatte, taten mir meine Knie und Hände weh und ich war ständig müde. Es wurden überdurchschnittliche Leistungen von mir gefordert, sodass ich mir erst nach neun Monaten eine Woche Urlaub gönnen und in die Karibik fliegen konnte. Die meiste Zeit verbrachte ich am Strand in der Sonne und bekam rote Stellen im Gesicht, auf Wangen und Nase. Gleichzeitig entwickelte ich Fieber. Ich schob alles auf einen Sonnenbrand.

Sofort nach meiner Rückkehr musste ich wieder zur Arbeit. Meine Glieder schmerzten wie bei einer Grippe. Mühsam schleppte ich mich Tag für Tag in die Bank. Als ich über totale Erschöpfung klagte, wandten die Kollegen ein, ich sähe aber gut erholt aus. Mein Vorgesetzter riet mir, früher ins Bett zu gehen, um morgens wirklich ausgeschlafen zu sein. Daraufhin verbrachte ich die Abende im Bett, um mein Arbeitspensum überhaupt bewältigen zu können.

Nach drei Wochen kamen noch Schmerzen beim Atmen hinzu. Mein Hausarzt untersuchte mich gründlich, nahm mir Blut ab und machte eine Röntgenaufnahme, die seine Diagnose bestätigte: Rippenfellentzündung. Ein paar Tage später teilte er mir dann anhand der Blutbefunde mit, dass ich unter einer fast unaussprechlichen Krankheit leide: Lupus erythematodes."

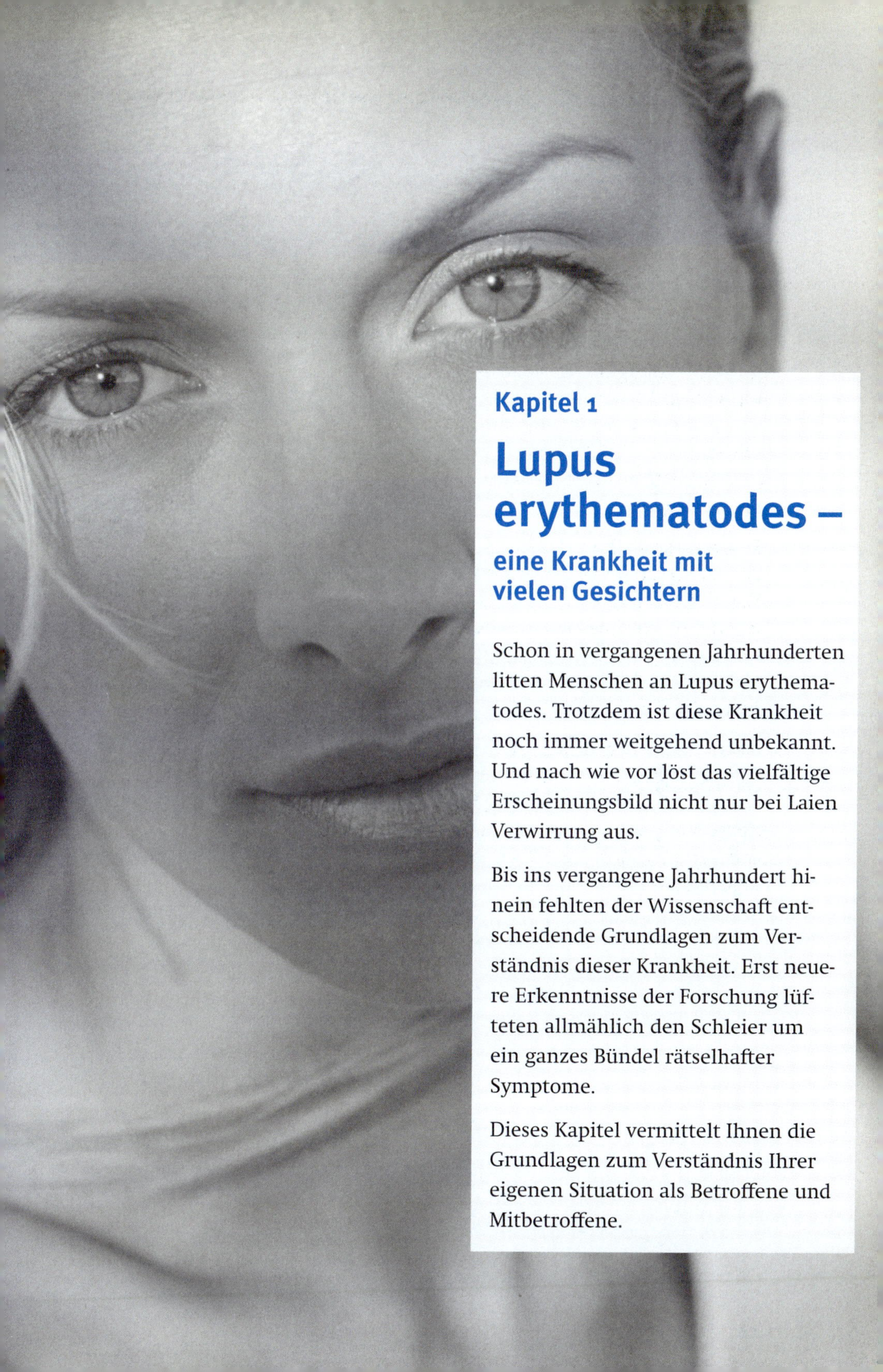

Kapitel 1

Lupus erythematodes –

eine Krankheit mit vielen Gesichtern

Schon in vergangenen Jahrhunderten litten Menschen an Lupus erythematodes. Trotzdem ist diese Krankheit noch immer weitgehend unbekannt. Und nach wie vor löst das vielfältige Erscheinungsbild nicht nur bei Laien Verwirrung aus.

Bis ins vergangene Jahrhundert hinein fehlten der Wissenschaft entscheidende Grundlagen zum Verständnis dieser Krankheit. Erst neuere Erkenntnisse der Forschung lüfteten allmählich den Schleier um ein ganzes Bündel rätselhafter Symptome.

Dieses Kapitel vermittelt Ihnen die Grundlagen zum Verständnis Ihrer eigenen Situation als Betroffene und Mitbetroffene.

LE in der Übersicht: Anzeichen, Formen, Ursachen

Die Zahl der von Lupus erythematodes Betroffenen wird in Deutschland gegenwärtig auf ca. 40 000 bis 50 000 geschätzt. Der weit größere Teil besteht aus Frauen (10-mal häufiger als Männer). Wie diese Krankheit zu ihrem Namen kam, welche Formen wir kennen, wo ihre Ursachen liegen, der aktuelle Stand der Forschung, aber auch, wie sie in der Vergangenheit beurteilt wurde – all das erfahren Sie in diesem Kapitel.

Lupus – eine Vielfalt von Symptomen markiert den Beginn

Lupus-Erkrankungen können mit sehr unterschiedlichen Symptomen beginnen, z. B. einem grippeähnlichen Gefühl, erhöhter Temperatur, Gelenkschmerzen, Schwäche und Müdigkeit, Haarausfall, mit kleinen Entzündungen oder Geschwüren (Ulzera oder Aphthen), vor allem in Mund und Nase. Warum die Anzeichen bei Lupus erythematodes so verschieden ausfallen, ist bis heute nicht geklärt.

Häufig tappen auch Ärzte zunächst im Dunkeln, um welche Erkrankung es sich handeln könnte. Sie als Patient fühlen sich dann mit Ihren mysteriösen Symptomen allein gelassen. Sie müssen diverse Beschwerden hinnehmen, ohne genau zu wissen, warum es Ihnen so schlecht geht. Vielleicht werden Sie sogar von Ihrer Umgebung ausgegrenzt, weil niemand glaubt, dass es so viele unterschiedliche Symptome auf einmal gibt. Bis dann endlich Lupus diagnostiziert wird, vergehen unter Umständen stressvolle und schmerzreiche Jahre. Wenn der Arzt schließlich von „Lupus" spricht, haben die meisten Betroffenen von dieser Krankheit noch nie zuvor gehört.

Was ist Lupus erythematodes?

Lupus erythematodes wird auch nur kurz „Lupus" oder „LE" genannt. Man unterscheidet verschiedene Formen, je nachdem, welche Organe befallen sind und wie sich die Krankheit äußert. Dieses Buch beschäftigt sich hauptsächlich mit dem systemischen Lupus erythematodes, kurz „SLE“, wobei ein einziges oder gleichzeitig mehrere Organe betroffen sein können. Ein isolierter Befall der Haut wird cutaner Lupus erythematodes genannt.

Der systemische Lupus erythematodes gehört zu den Autoimmunkrankheiten oder Kollagenosen und kann sich an den unterschiedlichsten Organen festmachen. Am auffälligsten ist der Befall der Haut, die sich nur sehr schwer verstecken lässt.

Bei einer Autoimmunkrankheit gerät das Immunsystem außer Kontrolle. Im Körper herrscht sozusagen „Bürgerkrieg“, denn das Gewebe bildet Antikörper gegen eigene Bestandteile. Dies kann eine Reihe ganz unterschiedlicher Beschwerden auslösen. Heute wissen wir, dass sogar eineiige Zwillinge auf LE mit völlig abweichenden Symptomen reagieren.

Weshalb nun das Immunsystem, das normalerweise vor Feinden und Eindringlingen schützt, bei Lupus erythematodes plötzlich den Körper angreift, ist noch immer ungeklärt. Wissenschaftler vermuten, dass ein Autoimmungeschehen durch das Zusammentreffen mehrerer Faktoren, z. B. Erbanlagen, Umwelteinflüsse, Medikamenteneinnahme, Sonneneinwirkung, Stressbelastung und hormonelle Prozesse ausgelöst wird.

Lupus erythematodes in der Geschichte

Als spezifisches Hautleiden wurde Lupus erythematodes zum ersten Mal im Jahr 1824 von einem Arzt namens Biett erwähnt. Früher wurde das Erscheinungsbild häufig mit Tuberkulose, Syphilis, Gonorrhö und anderen Infektionskrankheiten in Zusammenhang gebracht.

Noch bis ins 20. Jahrhundert war der systemische Lupus erythematodes (SLE, Befall von Organen) unbekannt. Erst Sir William Osler fand heraus, dass dabei Organe wie Nieren, Herz und Lunge neben der Haut betroffen sein können. Zu dieser Zeit steckte die Immunologie noch in den Kinderschuhen. Niemand verstand, warum Lupus Organschäden auslösen konnte.

1948 entdeckte Dr. Malcolm Hargraves von der Mayo-Klinik LE-Zellen. 1954 wurde ein Immunfluoreszenztest eingeführt, der die Eiweißkörper der Immunabwehr (Antikörper) erkennt, die gegen die Zellkerne gerichtet sind und somit die Diagnosestellung bei Lupus erythematodes erleichtert.

Die Schmetterlingsflechte oder das -erythem – Kein zwangsläufiges Problem für jeden LE-Betroffenen

Das Schmetterlingserythem: Das schöne Tier im Namen einer unschönen Hauterscheinung bezeichnet eines der klassischen Symptome bei Lupus erythematodes – die Rötung der Haut an Nase und Wangen.

Die Schmetterlingsflechte, ein pinkfarbener oder roter Ausschlag auf den Wangen (wie Schmetterlingsflügel) und der Nase (wie ein Schmetterlingsrumpf), das der Hautbeteiligung ihren Namen „Schmetterlingserythem" gab, ist nur bei ungefähr der Hälfte der Lupus-Patienten in unterschiedlichster Stärke nachweisbar. Diese Hautveränderung bei LE ist nichts Neues. Schon im 13. Jahrhundert beschrieben Mediziner das Schmetterlingszeichen im Gesicht von Kranken.

Die Ergänzung „erythematodes" bei Lupus kommt aus dem Griechischen und steht für „Röte oder Rötung" der Haut.

Zusätzlich machten Ärzte spezifische Autoantikörper aus, die für den LE mit verantwortlich sind. Erst damit kam das Verständnis für die Organschädigungen. Ungefähr zur gleichen Zeit verwendete man zum ersten Mal Kortison in der Behandlung von Lupus erythematodes. Nach wie vor gilt Kortison als eines der besten Mittel gegen entzündliche Prozesse.

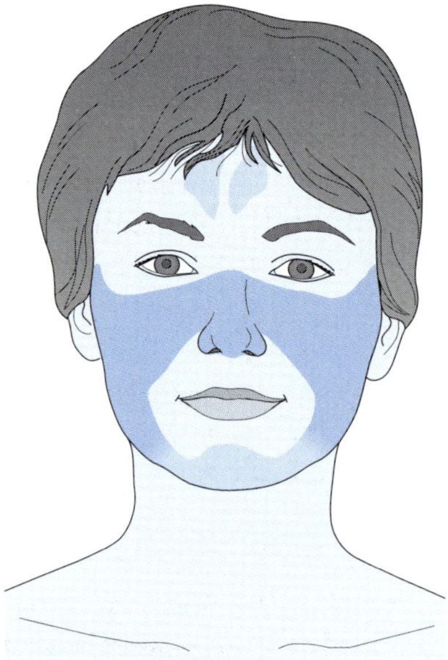

Schmetterlingserythem des Gesichts bei systemischem Lupus erythematodes (SLE)

Bis ungefähr 1950 wurden nur sehr schwer verlaufende Krankheitsfälle diagnostiziert. In den letzten zehn Jahren wurden schwere, unbeherrschbare Lupus-Erkrankungen selten, dagegen hat die Häufigkeit von Lupus scheinbar sprunghaft zugenommen. Vielleicht auch nur, weil jetzt auch leichtere und mittelschwere Lupus-Fälle erkannt werden können, die vorher nicht diagnostiziert werden konnten.

Anfang des 19. Jahrhunderts beschrieb ein französischer Dermatologe die klassische Hautveränderung bei Lupus erythematodes erstmals als „Wolfsbiss“ (lateinisch: lupus = Wolf). Meist handelt es sich bei dem „Wolfsbiss“ um geschwürige Veränderungen mit starker Narbenbildung im Gesicht der Patienten. Früher wurde diese Hautveränderung mit der heute fast ausgestorbenen Hauttuberkulose in Verbindung gebracht. Heilung versprach man sich damals von Sonneneinstrahlung. Heute ist bekannt, dass dies zu Verschlimmerung führt.

Die zentrale Rolle des Immunsystems für unser Wohlergehen

Ein intaktes Immunsystem lässt sich mit einem Auto der Luxusklasse vergleichen: Antrieb und Bremsen sind exzellent aufeinander abgestimmt, es funktioniert reibungslos, fährt schnell und automatisch, ist außerdem bequem und macht so das Fahren zum Genuss.

Der gesunde Körper nimmt die Arbeit des Immunsystems nicht bewusst wahr, weil – wie beim Luxuswagen – alles im Verborgenen geregelt wird. Und doch handelt es sich um ein äußerst kompliziertes System, dessen optimales Zusammenspiel sicheren Schutz vor Krankheiten bietet.

Aufbau und Aufgaben des Immunsystems

Unser Immunsystem hat z. B. die Aufgabe, Infektionserreger, Tumorzellen, Fremdeiweiße und Umweltgifte abzuwehren. Erbfaktoren und Hormone zählen zu den wichtigsten Komponenten in der Regulierung der körpereigenen Abwehr.

Durch z. B. Infekte kann das Immunsystem mitunter so stark durcheinander geraten, dass es überschießend reagiert. Körpereigene Zellen können dann als fremd erkannt werden. Das Resultat ist eine Bildung von Antikörpern, die sich gegen körpereigene Zellen richten.

Wenn das Immunsystem „verrückt spielt“

Der menschliche Körper wird durch ein kompliziertes System gesteuert, das zwischen „selbst“ und „fremd“ unterscheiden kann – unser Immunsystem mit seiner Antikörperproduktion.

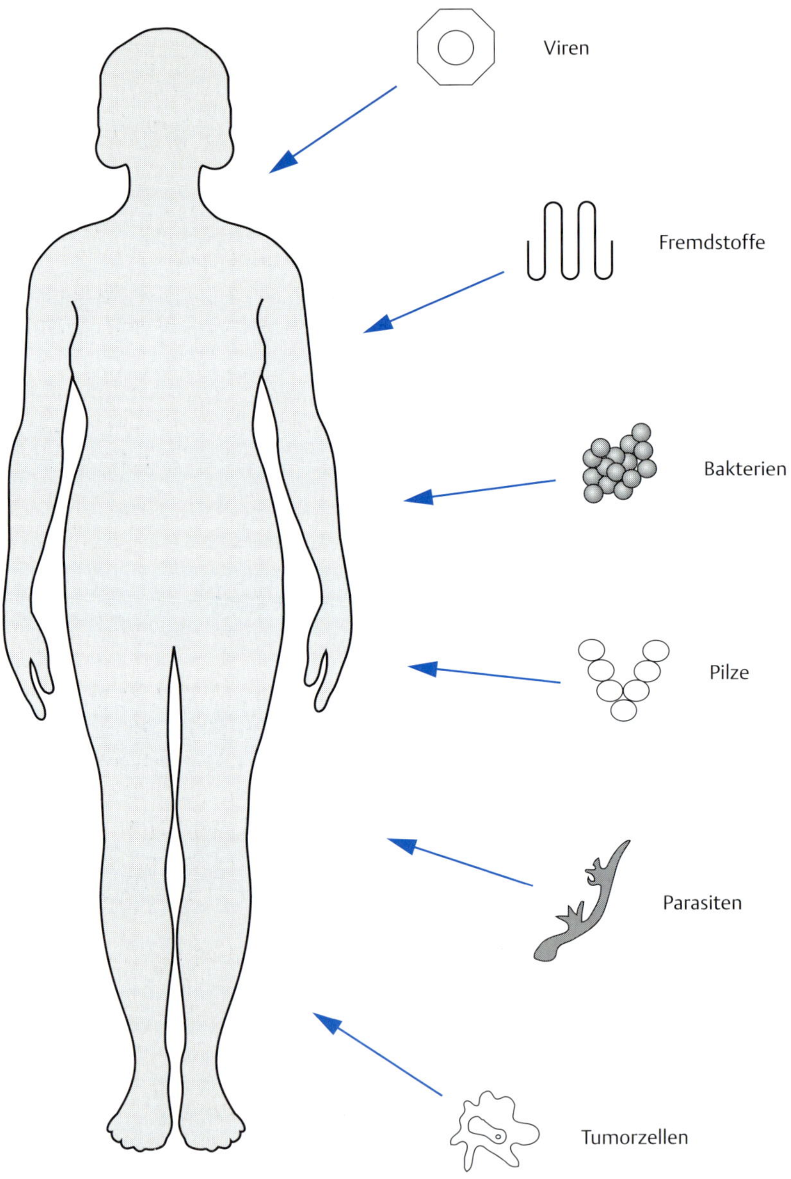

Die Aufgabe des Immunsystems: Abwehr gegen Bedrohung von außen und innen.

Das funktioniert so: Jeder Fremdkörper, der den Organismus bedroht, wird von einem passenden „Gegenspieler" unschädlich gemacht. Vergleichbar dem Schlüssel-zum-Schloss-Prinzip kommt auf jeden Fremdkörper solch ein Antikörper. Unser Immunsystem wird durch ständig umherwandernde Zellen überall im Körper vertreten, die in bestimmten Organen gebildet werden. Es schützt den Körper vor Eindringlingen von außen (z. B. Viren) und innen (z. B. Tumorzellen).

Ist die Immunität gestört, so kann der Organismus nicht mehr zwischen Viren, Bakterien, Giften usw. und eigenen Zellen unterscheiden. Dann richtet sich das Immunsystem gegen eigene Körperbestandteile. Kein Bereich des Körpers kann also völlig losgelöst vom anderen betrachtet werden.

Weitere Einzelheiten zur Funktionsweise der Immunabwehr finden Sie auf den Seiten 59 bis 109 in Kapitel 3, wo es um die Beteiligung der verschiedenen Organe bei SLE geht.

Hoffnung durch Fortschritte in der Immunologie

Die Immunologie ist die Wissenschaft, die sich mit den Reaktionen des Organismus auf das Eindringen körperfremder Substanzen beschäftigt. Sie umfasst aber auch solche Vorgänge im Körper, die den Schutz gegenüber Bedrohungen von innen gewährleisten sollen. Obwohl sie als Teilbereich der Medizin in den letzten Jahren erstaunliche Fortschritte erzielt hat, fehlen den Wissenschaftler noch immer Antworten auf zahlreiche Fragen nach Störungen dieses hochkomplexen Wechselspiels.

In den vergangenen 20 Jahren sind bei der Erforschung des Lupus die größten Fortschritte gemacht worden.

Positive Ansätze bei der Lupus-Behandlung

Jüngere Forschungsberichte zeigen neuere Erkenntnisse der Ursachen des LE und bedingen neue Therapiestrategien. Leider fehlen Langzeitstudien, die die neuen Therapien überprüfen. So müssen Methoden, die gegenwärtig als Erfolg gelten, eventuell später wieder ganz aufgegeben werden.

Da Lupus so kompliziert ist, dass selbst Mediziner Schwierigkeiten mit dem Krankheitsbild haben, ist es für Sie als Betroffene äußerst wichtig, sich gründlich und kontinuierlich zu informieren. Wo Sie dabei Hilfestellung finden können, erfahren Sie in Kapitel 6, Seite 154 und 175, sowie im Anhang dieses Ratgebers, Seite 177.

Sichtbar und unsichtbar: Die Symptome bei LE

Allgemeine Symptome (siehe Seite 16) können bereits Jahre vor dem eigentlichen Ausbruch von Lupus erythematodes auftreten und das ganze Leben hindurch als einzige Anzeichen der Erkrankung fortbestehen. Manchmal vergehen Jahre, unter Umständen sogar Jahrzehnte zwischen dem Beginn der Erkrankung bis zum Befall eines oder mehrerer Organe (siehe Seite 59 bis Seite 109).

- Für einige Patienten ist Lupus leicht erträglich, da ihnen „nur“ Müdigkeit und Hautprobleme zu schaffen machen. Die Organbeteiligung ist vergleichsweise leicht und sie haben nur wenige Schübe. Manche davon erleben sogar für immer oder doch lange Zeit eine Ruhephase der Krankheit (Remission). Bei anderen Betroffenen variieren die Symptome von Woche zu Woche, d. h. sie sind manchmal nur leicht, manchmal schwerer betroffen.
- Es gibt jedoch auch Patienten, die von Beginn an z. B. eine schwere Nierenbeteiligung haben und deshalb zur Dialyse (Blutreinigung über eine künstliche Niere) müssen. Bei nur wenigen Betroffenen werden jedoch auch während schwerer, akuter Krankheitsperioden (Schübe) verschiedenste lebenswichtige Organe in ihrer Funktion beeinträchtigt, was die Lebensaussicht (siehe Seite 56) der Betroffenen verkürzen kann.

Da Lupus so individuell ist, entwickeln manche Patienten nie ein Organleiden; bei anderen ist immer ein und dasselbe Organ betroffen; während bei wieder anderen ständig unterschiedliche Organe in Mitleidenschaft gezogen sind.

Lupus erythematodes gilt als der „große Imitator“, weil er unendlich viele Erkrankungen perfekt nachahmen kann, sodass es Ärzten häufig schwer fällt, das Krankheitsbild richtig einzuordnen.

Hierin liegt der Hauptgrund für einen oft langen und qualvollen Weg der Betroffenen von den ersten Symptomen bis zur Feststellung des SLE. Nicht selten verhilft erst ein plötzlich auftretendes Schmetterlingserythem (siehe Seite 18) dem Fachmann zur richtigen Diagnose. Doch ist es sehr wichtig, Lupus frühzeitig zu erkennen und zu behandeln, um Organschädigungen zu vermeiden.

Hautveränderungen können bei Lupus manchmal auch unauffällig sein oder ganz fehlen; trotzdem leiden die Patienten an systemischem Lupus erythematodes (SLE).

Lupus im Verbund mit anderen Autoimmun-, Zweit- oder Folgeerkrankungen

Manche Patienten haben außer einem LE auch noch eine Fibromyalgie (generalisierter Schmerz an mindestens 11 Körperpunkten, siehe Seite 149), oder weitere Autoimmunkrankheiten, z. B. die Hashimoto-Thyreoditis (eine chronische Schildrüsenentzündung, hervorgerufen durch Autoimmunkörper). Durch Hormonmangel oder Medikamenteneinnahme kann sich auch begleitend zum Lupus eine Osteoporose (siehe Seite 151) entwickeln.

LE als Schicksal?

„Ist Lupus heilbar?“ Diese Frage stellen Betroffene verständlicherweise als Erstes, wenn sie die Diagnose erfahren haben. Die Antwort klingt zunächst niederschmetternd: LE ist chronisch und bis heute nicht heilbar. Akute Perioden (Schübe) wechseln dabei mit ruhigen Zeiten (Remissionen) ab. LE-Schübe können sich über wenige Tage, Wochen bis zu Monaten hinziehen und müssen dann mit Kortison (siehe Seite 114) und/oder Immunsuppressiva (Medikamente, die eine immunologische Reaktion unterdrücken, siehe Seite 117 bis Seite 120) behandelt werden.

Häufigen oder lang andauernden Schüben lässt sich vorbeugen: durch Routineuntersuchungen (siehe Seite 50), Stressvermeidung (siehe Seite 164), Entspannungsverfahren (siehe Seite 166) und spezielle Therapien (siehe Seite 168). Eine gute Mitarbeit der Patienten (Compliance, siehe Seite 113) fördert ebenfalls die Ruhezeiten bei LE.

Lupus kennen und verstehen heißt besser damit leben

Schon der Volksmund weiß: „Wissen ist Macht." Auch der Schlüssel zum Verständnis von Lupus erythematodes liegt daher in zwei Bereichen:

- einerseits in der Pflege und Vertiefung von medizinischem Fachwissen zu Immunsystem, Antikörperlehre, genetischen Hintergründen (wie dem HLA-System, siehe dazu auch den Exkurs „Für Interessierte") und zur Psychoneuroimmunologie (siehe dazu Seite 169), was hauptsächlich Aufgabe der behandelnden Ärzte bleibt, und
- andererseits in der Krankheitsverarbeitung (siehe Seite 153 bis 168), Ihrer hauptsächlichen Aufgabe als Patient, die Ihnen jedoch ohne Grundwissen über die Krankheit kaum gelingen kann.

4 wichtige Fakten für Lupus-Betroffene

Verständlich, dass Sie angesichts einer solchen Diagnose zunächst von schlimmen Befürchtungen geplagt werden und Ihre Krankheit am liebsten nicht wahrhaben möchten. Wenn Sie sich aber die folgenden 4 Fakten vor Augen führen, kann Ihnen das helfen, Ihr Problem realistischer zu sehen und sich nicht entmutigen zu lassen.

Heutzutage
- lässt sich Lupus wirksam behandeln.
- kommen auch schwer Betroffene mit weniger (und effektiveren) Medikamenten und Krankenhausaufenthalten zurecht.
- genießen Patienten durch neue Behandlungsverfahren lange Ruhezeiten der Krankheit und weniger Schübe.
- dürfen Patientinnen schwanger werden, und sie können gesunde Kinder bekommen.

Lupus ist keine „exotische" Krankheit, die nur Sie getroffen hat. Allein in Nordamerika leben mehr als eine Million LE-Patienten, also viel mehr als mit multipler Sklerose oder Leukämie.

Zur Häufigkeit der Erkrankung

Da Lupus „viele Gesichter" hat und oft nur leicht verläuft, liegen über die tatsächliche Verbreitung in Europa noch keine genauen Zahlen vor. Verbesserte immunologische Testverfahren erfassen heute auch ein mildes

Für Interessierte

Das HLA-System – individuell wie Fingerabdrücke

Die Bezeichnung „HLA-System" steht für „Humane (menschliche) Leukozyten-Antigene", doch tatsächlich ist es (zumindest teilweise) auf fast allen Zellen vorhanden. Wie jeder Mensch eine Blutgruppe hat, die sich im Lauf des Lebens nicht ändert, sind auch seine Zellen durch bestimmte biologische Strukturen, die HLA-Antigene, markiert. Auf diese Weise erkennen sich die Körperzellen eines Organismus als zum selben Körper gehörig.

Das HLA-System wird von Molekülen gebildet, die sich auf der Zelloberfläche befinden. Dieses individuelle Muster behält man ein Leben lang, vergleichbar mit der Zahlenkombination zum Öffnen eines komplizierten Tresorschlosses. Die Eigenschaften der Gewebegruppen machen einen genetischen Fingerabdruck möglich.

Gewebsgruppeneigenschaften werden vererbt. Aber anders als bei den Blutgruppen ist das Gewebsgruppensystem viel komplizierter. Es sind schon über 70 verschiedene Gewebsgruppeneigenschaften bekannt und es kommen immer neue hinzu. Die einzelnen Eigenschaften lassen sich auch miteinander kombinieren, so dass ein individuelle Ausprägung möglich ist. Heute ist man in der Lage, aufgrund von Gewebsgruppeneigenschaften Vaterschaftsnachweise herzustellen.

Damit unser Immunsystem seine Aufgaben erfüllen kann, müssen alle Zellen des HLA-Systems zu Partnerzellen passen. Abstoßungsreaktionen bei Organtransplantationen kommen größtenteils daher, dass die Körper von Empfänger und Spender ein unterschiedliches HLA-Muster aufweisen. Das HLA-System ist also notwendig, damit Zellen, die zusammenarbeiten, sich gegenseitig erkennen. HLA-Antigene werden vor allem dann aktiv, wenn fremde Stoffe immunologisch nicht zu ihnen passen. In den letzten beiden Jahrzehnten haben Forschungen gezeigt, dass Patienten mit konkret definierten HLA-Antigenen gehäuft bestimmte Krankheiten entwickeln.
Für Lupus vermutet man ebenfalls eine erbliche Assoziation. Warum jedoch manche Träger des HLA-Typs krank werden und manche nicht, ist noch unbekannt. Bisher wissen wir nur, dass Gesunde die gleichen HLA-Moleküle besitzen können, ohne jemals an Lupus zu erkranken.

Krankheitsgeschehen, sodass feststeht, dass Lupus keine Seltenheit ist. Ob die Häufigkeit im Lauf der Zeit wirklich zugenommen hat, ist allerdings fraglich. Bei der weißen Bevölkerung in Mitteleuropa beziffert man eine Rate von ca. 50 Menschen pro 100 000 Einwohner. Patientenratgeber in den USA nennen eine Rate von einer Frau auf 500. Zu den rund eine Million Betroffenen in Nordamerika kommen jedes Jahr 16 000 neu hinzu.

Schwarz und weiß – Lupus macht Unterschiede

Bei der schwarzen Bevölkerung in Nordamerika wird LE doppelt so häufig wie in Europa beobachtet, was ihn zur bekanntesten chronischen Erkrankungen unter afroamerikanischen Frauen macht. Interessanterweise scheint Lupus in Afrika selbst sehr selten zu sein.

Nicht nur die Erkrankungszahlen verschiedener Völker sind sehr unterschiedlich, ebenso ist es der Verlauf. Menschen weißer Hautfarbe haben bisweilen nur Hauterscheinungen oder Blutplättchenmangel, während der farbigen Bevölkerung Nieren- oder Herzbeteiligungen zu schaffen machen.

Gegenwärtig laufen in den USA zahlreiche Studien, in denen man die Gene erkrankter Personen bestimmt. Dazu werden Familien mit mehreren Lupus-Fällen untersucht. Mittlerweile sind die Fachleute fast sicher, dass einige Gene das Risiko, Autoimmunkrankheiten zu entwickeln, erhöhen.

Geschlechtsspezifische Unterschiede

Die Krankheitsverläufe von Männern und Frauen unterscheiden sich signifikant:

Frauen zwischen 10 und 40 Jahren, dem Zeitraum mit den größten hormonellen Veränderungen, werden etwa 10-mal häufiger als Männer vom Lupus betroffen: Hormone, hier speziell das Östrogen (weibliches Sexualhormon, das den Eisprung steuert), haben scheinbar einen entscheidenden Einfluss auf den Verlauf der Krankheit.

Einen Altersgipfel gibt es bei Männern mit SLE nicht, doch sie sind meist schwerer betroffen als Frauen und haben eine schlechtere Prognose. Während man bei Frauen oft auch nur leichte Verläufe mit wenigen Symptomen feststellt, leiden die meisten Männer unter schwerwiegenden Organbeteiligungen.

Aktuell beschäftigen sich Forscher mit der Frage, ob bei den erkrankten Männern die Bildung von Geschlechtshormonen anders aussieht als bei gesunden. Eine groß angelegte Studie brachte einen erhöhten Östrogenspiegel männlicher SLE-Patienten an den Tag – eine Erkenntnis, die bei der Therapie künftig eine zentrale Rolle spielen könnte. Während bei Männern selten Hautreaktionen beobachtet werden, haben sie öfter Nieren- und Herzbeteiligungen sowie Blutgerinnsel (Thrombosen) bei Antikardiolipin-Antikörper (siehe dazu auch Seite 141).

Mit zunehmendem Alter heben sich diese Unterschiede im Krankheitsverlauf wieder auf. Bei den über 50-jährigen Männern kommt es öfter zu Hautveränderungen, dafür weniger zu Nierenbeteiligungen.

LE in jedem Lebensalter

Grundsätzlich kann Lupus in jedem Lebensalter auftreten, also auch bei Neugeborenen und alten Menschen.

Lupus bei Neugeborenen

Neonataler Lupus tritt – glücklicherweise selten – bei Kindern von Müttern mit LE auf. Diese Lupus-Form ist einzigartig, weil dabei Antikörper der Mutter über die Plazenta auf das Ungeborene übertragen werden und so den Lupus auslösen.

Bei neonatalem Lupus haben die Neugeborenen meist einen Ausschlag im Gesicht (doch keine Angst: Nicht jeder Ausschlag deutet auf LE hin!). Außerdem können Herz und Lunge betroffen sein. Während des ersten Lebensjahrs bilden sich jedoch in der Regel nahezu alle Anzeichen zurück.

Lupus bei Kindern und Jugendlichen

Nur circa 10 Prozent aller SLE-Erkrankungen findet man bei Kindern unter 14 Jahren. Im Alter über 10 Jahren sind Jungen deutlich seltener betroffen als Mädchen. Häufig leiden andere Angehörige auch unter Autoimmunkrankheiten oder Lupus. Die ersten Anzeichen bei Kindern können Müdigkeit, Unwohlsein, Gewichtsverlust, Gelenkschmerzen und leichtes Fieber sein.

Meist wird bei Kindern die richtige Diagnose erst sehr spät gestellt. Alle Organe können dann bereits betroffen sein. Bei der medikamentösen

Behandlung müssen schwere Nebenwirkungen sorgfältig gegen den therapeutischen Effekt abgewogen werden.

Lupus im Alter

Für langjährig an Lupus Erkrankte gibt es auch eine gute Nachricht: Im Alter wird die Krankheitsaktivität meist geringer. Durch Medikamente können Betroffene oft bis ins Alter aktiv bleiben, sie sind jedoch anfälliger für Infektionen.

Lupus, der erst im Alter einsetzt, ist ausgesprochen selten. Hier sind es wieder vor allem die Frauen, bei denen erst Östrogentherapien während der Wechseljahre, oder Stoffwechsel- und Abbaustörungen von Medikamenten den Lupus auslösen. Bei den Betroffenen sollte sich, wie bei jungen Erkrankten, die Behandlung nach der Organmanifestation richten.

Im Alter scheint die Spontan-Erkrankungsrate für Männer und Frauen fast identisch zu sein, neuropsychiatrische Erkrankungen und Nierenbeteiligungen sind vergleichsweise selten. Die Therapie erfolgt dann meistens mit einem Basistherapeutikum (siehe Seite 125).

Lupus bei Tieren und was uns das nützt

Lupus kommt auch bei Tieren vor. Zur Erforschung der Krankheitsursachen und Erprobung von Therapien können uns die Tiere daher nützlich sein. So brachten Untersuchungen an Mäusen mit Lupus den Beweis, dass Hormone und Erbfaktoren ursächlich für den Lupus erythematodes sind.

Lupus – eine Vielfalt von Erkrankungsformen

Lupus erythematodes wirkt sich nicht nur bei Menschen aller Altersstufen und beiderlei Geschlechts unterschiedlich aus, er lässt sich außerdem in zahlreiche Formen und Unterformen einteilen, die wirklich jeden Fall ganz individuell machen.

Viele Lupus-Betroffene klagen jedoch über ungewöhnlich starke Lichtempfindlichkeit. Da Schübe nach Sonneneinstrahlung häufig sind, sollte jede UV-Einstrahlung (natürliche wie künstliche) vermieden werden.

Eine gute Sonnenprophylaxe durch Schutzcremes mit hohem Lichtschutzfaktor ist deshalb für alle Lupus-Betroffene ein absolutes Muss. Wenn Sie sich in der Sonne aufhalten oder bewegen, sollten Sie die ganze Haut durch Kleidung abschirmen und den Kopf großzügig mit einem Sonnenschutz bedecken.

Systemischer Lupus erythematodes (SLE)

Bei dieser Form ist die Erkrankung nicht allein auf die Haut beschränkt, sondern hat sich auf den gesamten Körper ausgedehnt und die unterschiedlichsten Organe befallen.

Diskoider Lupus

Hier ist die Erkrankung allein auf die Haut beschränkt. Gut sichtbar sind die Rötungen als scharf begrenzte, landkartenähnliche, im Randbereich häufig dunkler werdende Veränderungen, die sich allmählich im Gesicht, auf der Kopfhaut, am Hals oder an den Armen ausbreiten. Organmanifestationen kommen bei der diskoiden Form nur bei ca. 5 Prozent der Patientinnen und bei längerem Verlauf vor (Übergang zum SLE).

Leider sind die Hauterscheinungen äußerst schwer zu behandeln. Sie bedecken meist deutlich sichtbare Bereiche scheibenförmig (diskoid) und flächig, was viele Patientinnen psychisch als sehr belastend empfinden, da sie sich in sozialen Kontakten gehemmt oder ausgegrenzt fühlen.

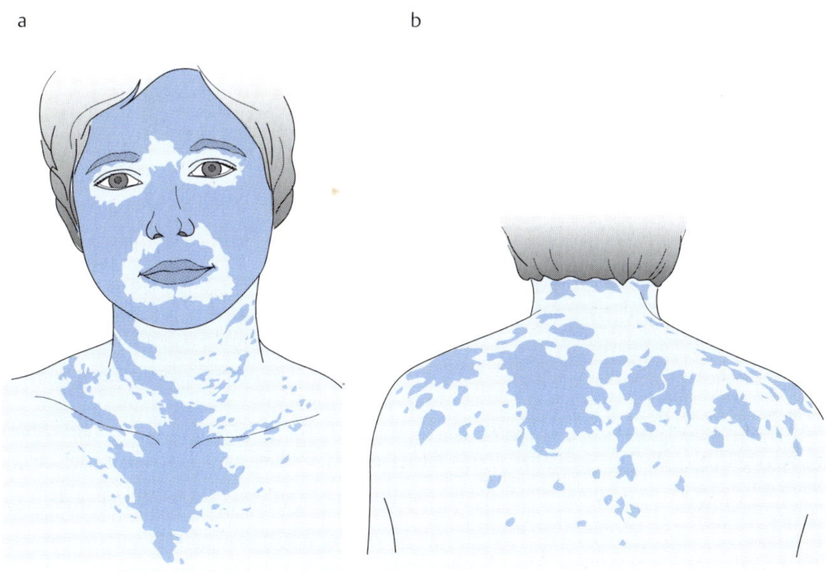

Betroffene Partien bei diskoidem LE und subakutem kutanem LE.

Subakuter kutaner Lupus

Wie der diskoide Lupus verläuft auch die subakute kutane Form meist ohne Organbeteiligung. Bei dieser Variante findet man häufig Antikörper gegen SS-A und SS-B (siehe dazu Seite 138). Die Betroffenen leiden unter nicht vernarbenden Erythemen an sonnenexponierten Stellen, besonders im Schulter-Nacken-Bereich und auch an den Streckseiten der Oberarme.

Leider ist dabei auch oft die Kopfhaut betroffen, was lokalisierten Haarausfall (Alopezie) zur Folge haben kann.

Medikamenteninduzierter Lupus

Eine Vielzahl von Medikamenten kann ein SLE-ähnliches Bild auslösen.

Bei dieser Lupus-Form sind die Nieren und das zentrale Nervensystem selten beteiligt.

Alle Symptome verschwinden nach dem Absetzen des betreffenden Medikaments – manchmal sofort, manchmal erst nach Monaten. Menschen, deren Leber die Inhaltsstoffe von Medikamenten weniger schnell abbauen kann, da sie unter genetisch verlangsamten Stoffwechselabbau leiden, entwickeln häufiger Lupus.

LE als entzündlich-rheumatische systemische Erkrankung

SLE gilt als „Rheuma der inneren Organe und der Haut".

Lupus ist eine entzündlich-rheumatische Krankheit, weil dabei entzündliche Prozesse – manchmal auch in den Gelenken – stattfinden. Lupus deformiert meistens die Gelenke nicht.

Rheumatische Leiden gelten heute als „die teuersten der Welt", da sie als häufigste chronische Erkrankungen sehr viele Menschen arbeitsunfähig machen, die Therapien extrem teuer sind und die Forschung auf diesem Gebiet sehr viel Zeit und Geld in Anspruch nimmt.

Die Bezeichnung „Rheuma" kommt aus dem Griechischen und bedeutet „fließender Schmerz". Rheuma ist die Sammelbezeichnung für ca. 450 Erkrankungen mit entsprechenden Formen, die oft nichts miteinander zu tun haben. Die meisten rheumatischen Erkrankungen sind chronisch. Von einer chronischen Krankheit spricht man generell erst, wenn sie länger als ein Vierteljahr andauert.

Lupus erythematodes ist eine Kollagenose

Bericht einer Betroffenen

Lola S., eine 26-jährige Mutter von zwei kleinen Kindern, erzählt: „Seit Monaten war ich ständig müde. Nacheinander taten mir alle Gelenke weh. Ich ging zu einer Orthopädin, die mir Krankengymnastik verordnete, trotzdem fühlte ich mich nicht besser. Mein Internist wusste auch nicht, was mir fehlte, obwohl er mich gründlich untersucht hatte.

Deshalb wies er mich zur weiteren Diagnostik in ein Krankenhaus ein. Dort wurden ganz viele Untersuchungen vorgenommen, Laborwerte bestimmt, Röntgenaufnahmen und eine Kernspintomographie gemacht. Am Entlassungstag erklärte mir die Stationsärztin, was sie als Ursache meiner vielen Beschwerden vermutete: ‚undifferenzierte Kollagenose'."

SLE gehört zur Gruppe der Kollagenosen. Diese Bezeichnung leitet sich von der mittlerweile überholten Annahme her, dass bei Kollagenosen vor allem das Kollagen (der wichtigste Bestandteil des Bindegewebes) in Mitleidenschaft gezogen wird. Heute wissen wir, dass es sich um einen viel komplizierteren Krankheitsmechanismus handelt.

„Kollagenose" ist der Oberbegriff für eine Vielzahl systemisch-entzündlicher Erkrankungen des Bindegewebes, deren gemeinsames Merkmal gesicherte oder wahrscheinliche Autoimmunvorgänge sind. Die Krankheitsbilder sind unterschiedlich, für alle gilt jedoch, dass eine Immunreaktion gegen körpereigenes, immunogen gewordenes (Immunität bewirkendes) Gewebe abläuft. Verschiedenste Autoantikörper (doch vor allem antinukleäre Antikörper „ANA") sind bei Kollagenosen nachweisbar.

Bei allen Kollagenosen werden also zahlreiche Antikörper (Abwehrstoffe des Immunsystems) gebildet, die sich gegen die Bestandteile des Zellkerns, typischerweise des ds-DNS richten.

Kollagenosen manifestieren sich generalisiert, sind also nicht auf ein bestimmtes Organ beschränkt. Das Spektrum der Erkrankungen ist derart vielseitig, dass es sich hier nicht im Einzelnen darstellen lässt.

Die undifferenzierte Kollagenose

Viele Ärzte zögern die Feststellung von Lupus so lange hinaus, bis mindestens 4 der 11 ARA-Kriterien (siehe Seite 39) nachweisbar sind, da diese Diagnose tiefgreifende Auswirkungen auf das Leben der Betroffenen hat. Wenn einige Befunde, vor allem aus dem Autoimmunlabor, auf eine Kollagenose hinweisen, sprechen die Ärzte so lange von einer ‚undifferenzierten Kollagenose', bis sie sicher sind, um welche Form es sich handelt.

Weitere Kollagenosearten

- die progressive Sklerodermie (PSS):
  fortschreitende (sich verschlimmernde) Quellung des Bindegewebes, die mit Verhärtung und Verdünnung der Haut endet
- das Sjögren-Syndrom (SS):
  chronische Bindegewebsentzündung mit Befall sekretorischer Drüsen, z. B. Austrocknung von Speichel- und Tränendrüsen
- die Polymyositis (PM): akute Entzündung von Muskeln
- die Dermatomyositis (DM): Muskelentzündung in Verbindung mit einer Entzündung der Haut

Mischkollagenosen vereinen die Symptome verschiedener Kollagenoseformen in sich, z. B. Lupus und PSS.

Unterscheidungskriterien von Kollagenosen

Vielleicht hat Ihr Arzt Sie mit einer Kollagenosebezeichnung konfrontiert. Diesen Namen haben Sie nie zuvor gehört. Aber Sie kennen die Symptome – aus eigener leidvoller Erfahrung.

Kollagenosen können nach körperlichen Befunden unterschieden werden. Nebenstehende Tabelle erleichtert Ihnen die Zuordnung.

Die Ursachen für LE

Bis heute konnte die Wissenschaft nicht ausreichend klären, wo die Ursachen für Lupus liegen. Es wird jedoch vermutet, dass das Zusammentreffen bestimmter Erbanlagen (genetische Disposition) mit anderen gleichzeitig auftretenden Faktoren eine Störung im Immunsystem bewirken und damit LE auslösen kann.

Faktoren, die zur Entstehung von LE beitragen

Man vermutet, dass an der Entstehung von Lupus sowohl äußere (exogene) als auch innere (endogene) Faktoren beteiligt sind.

Als exogene Faktoren gelten:

- UV-Strahlen (Sonne oder Solarium)
- Stress
- Umwelteinflüsse

Tab. 1: Unterscheidung von Kollagenosen

	Symptome
Lupus	Schmetterlingserythem, Sonnenempfindlichkeit, Nierenentzündung (Nephritis), Entzündung der äußeren Hautschicht eines Organs (Serositis), krankhafte Abnahme der weißen Blutkörperchen (Leukozytopenie), Blutplättchenmangel (Thrombopenie), Gelenkentzündungen (Arthritis)
Mischkollagenose MCTD oder SHARP-Syndrom	Hand- und Fingerschwellungen, „Wurstfinger" Raynaud-Syndrom, Myositis, Lungenfibrose, Müdigkeit und Abgeschlagenheit, Gelenkschmerzen und -entzündungen, Schluckstörungen
Sjögren-Syndrom (SS)	Trockene Augen, Schleimhäute und Haut, entzündete und geschwollene Speicheldrüsen, Fieber und Abnahme der Leistungsfähigkeit, Konzentrations- und Merkfähigkeitsstörungen, Organbeteiligungen: Bauchspeicheldrüse (Pankreas); verbreitete Schmerzen im Bereich der Muskeln, des Bindegewebes und der Knochen (Fibromyalgie), Zahnfäule (Karies) durch Trockenheit des Mundes
Sklerose (PSS) oder CREST-Syndrom	Raynaud-Syndrom, starre Mimik, Madonnenfinger, Tabaksbeutelmund, verkürztes Zungenbändchen, Atemnot (Lungenfibrose), Schluckstörungen, Schwellung der Finger und Hände, Hautveränderungen (Verhärtung und Verdickung), Einschränkung der Beweglichkeit, Gelenkbeteiligung, kleine Geschwüre an den Fingerkuppen, Kalkablagerungen im Gewebe (Kalzinose), Sodbrennen, Bluthochdruck
APS	Blutgerinnsel in Arterien und Venen (Thrombosen), Venenentzündungen, Lungenembolie, Schlaganfall, Herzinfarkt, wiederholte Fehlgeburten, Lungenhochdruck, Blutplättchenmangel (Thrombozytopenie), bläulich-rötliche Verfärbung der Haut mit netzartiger, marmorierter Zeichnung (Livedo reticularis)

	Symptome
Zweiterkrankung Vaskulitis	Entzündungen im Breich der feinsten arteriellen und venösen Blutgefäße, Hörsturz, offene Stellen an den Beinen, Kribbeln und andere Missempfindungen in Händen und Füßen, rote Hand- und Fußinnenflächen

weitere exogene Faktoren:
- Medikamente
- Hormone (Pubertät, Pille, Schwangerschaft, Wochenbett, Wechseljahre)
- Probleme mit dem Stoffwechsel und Abbau von Giftstoffen
- Operationen
- Infektionen
- Impfungen

Als endogene Faktoren gelten Gene des HLA-Typs, da Lupus anscheinend in Familien gehäuft vorkommt. Neueste Forschungen haben ergeben, dass über 100 verschiedene Gene an Lupus erythematodes beteiligt sein könnten.

Eine exemplarische Patientengeschichte

„Ich habe doch keine ansteckende Krankheit!"
Anne Z., eine 20-jährige Studentin, berichtet von ihren Erfahrungen mit LE: „Als Studentin muss ich fast täglich zur Uni. Dann kam ein SLE-Schub und ich konnte für einige Zeit nicht mehr an den Vorlesungen teilnehmen. Nach meiner Rückkehr an die Uni fühlte ich mich plötzlich irgendwie ausgegrenzt. Als ich mit einer Kommilitonin darüber sprechen wollte, war sie zunächst sehr kurz angebunden. Aber ich ließ nicht locker und da erzählte sie mir, dass das Gerücht umgehe, dass ich unter einer ansteckenden Immunschwäche leide. Nach dem ersten Schreck konnte ich ihr die richtige Antwort geben:

Lupus ist nicht ansteckend! Es ist zwar eine Erkrankung des Immunsystems, hat aber nichts mit Immunschwäche zu tun. Bei Lupus werden zu viele Antikörper gebildet, bei Immunschwachen dagegen zu wenige!

Damit begann ich intensiv, meine Umgebung über Lupus erythematodes aufzuklären. Ich glaube, dass es wichtig für uns Betroffene ist, offen darüber zu sprechen, denn nur so können wir verbreitete Missverständnisse aus dem Weg räumen."

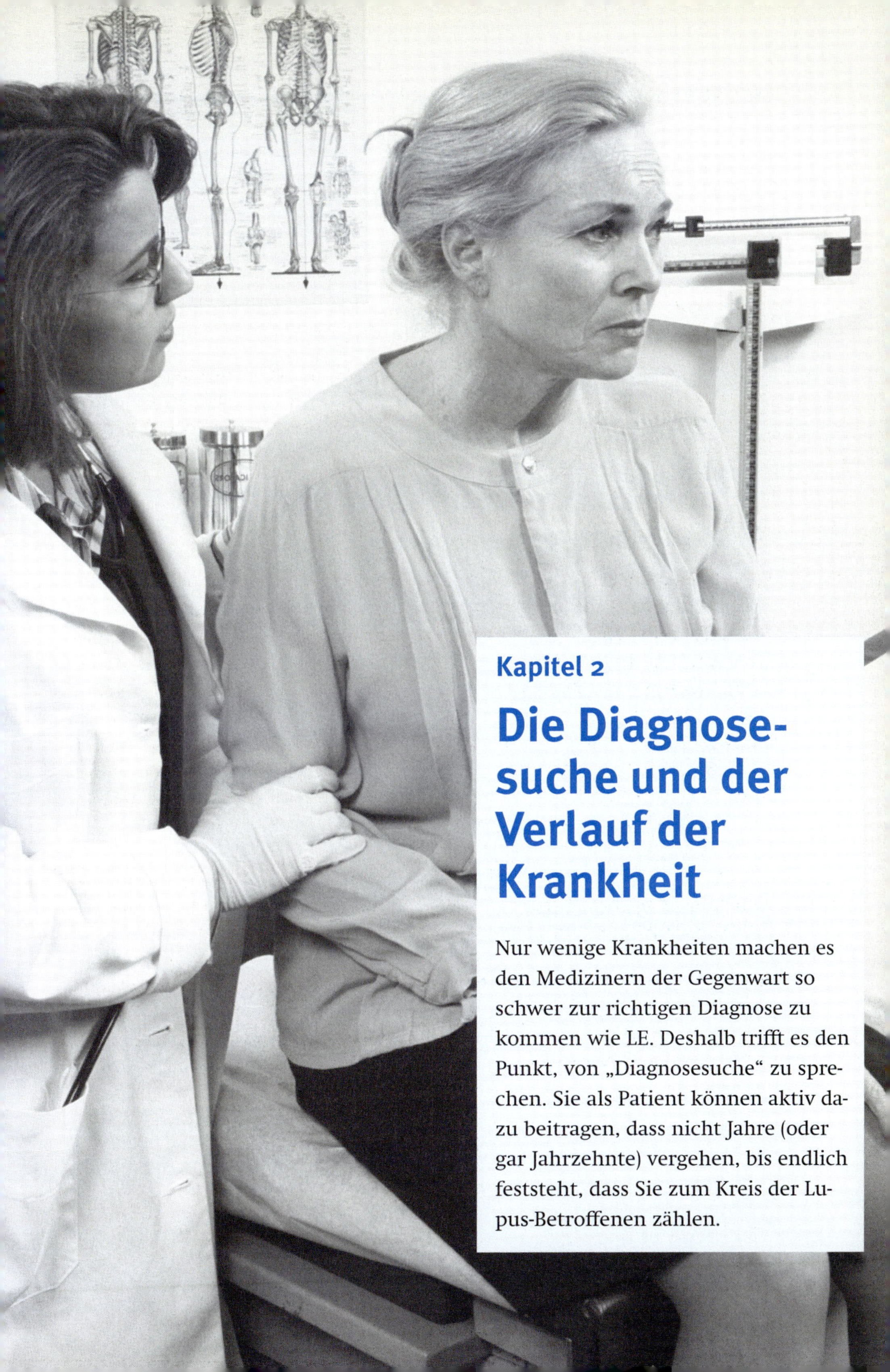

Kapitel 2

Die Diagnosesuche und der Verlauf der Krankheit

Nur wenige Krankheiten machen es den Medizinern der Gegenwart so schwer zur richtigen Diagnose zu kommen wie LE. Deshalb trifft es den Punkt, von „Diagnosesuche“ zu sprechen. Sie als Patient können aktiv dazu beitragen, dass nicht Jahre (oder gar Jahrzehnte) vergehen, bis endlich feststeht, dass Sie zum Kreis der Lupus-Betroffenen zählen.

Die Diagnosestellung

Die besonderen Probleme der Diagnose „Lupus erythematodes“ wurden in diesem Ratgeber schon wiederholt angesprochen. Gerade deshalb ist es für Sie als Patient wichtig, Ihre Rechte wahrzunehmen. Wenn Sie sich von einem Arzt nicht gut beraten fühlen, wenn Sie den Eindruck haben, dass er oder sie bei Ihnen nicht „weiterkommt“, dann dürfen, ja sollen Sie sich mit Ihren ungeklärten Symptomen an einen anderen Fachmann wenden.

Mögliche erste Anzeichen von Lupus erythematodes

LE beginnt selten unmittelbar und schwer. Häufig registrieren die Betroffenen nur einige der folgenden Anzeichen, ohne zu ahnen, was sich dahinter verbirgt:

- Nachlassen der Energie, Abgeschlagenheit
- Müdigkeit, allgemeines Schwächegefühl
- Depression, psychische Veränderungen
- Konzentrations- und Merkfähigkeitsprobleme
- Wortfindungsstörungen
- Regelstörungen
- Appetitmangel
- Migräne
- Gewichtsverlust
- Frösteln oder Schwitzen
- leichtes Fieber bis ca. 38 Grad, meist nachmittags
- trockene Schleimhäute und Augen
- Sonnenunverträglichkeit
- Lichtempfindlichkeit
- Hautausschlag
- Haarausfall
- Rötung und Brennen der Haut
- leichte Nierenschmerzen
- Wassereinlagerungen in den Beinen
- Schmerzen im Brustkorb oder beim Atmen
- Kurzatmigkeit

- Schmerzen oder Entzündungen in den Gelenken (Rötung oder Wärmegefühl)
- Schmerzen in Muskeln oder Sehnen oder allgemeine Gliedersteifheit
- Magen- und Darmbeschwerden, Verdauungsprobleme
- Blutveränderungen
- diffuse Schmerzen, ständig oder vereinzelt, wiederholt an unterschiedlichen Stellen

Solche allgemeinen Anzeichen gelten nicht nur als Vorboten einer Lupus-Erkrankung, sie sind meist auch während der Schübe besonders ausgeprägt. In den Ruhephasen der Erkrankung können allgemeine Symptome trotzdem abgeschwächt vorhanden sein.

Achtung: Auf eine Lupus-Erkrankung kann keinesfalls nur durch allgemeine Symptome geschlossen werden, da diese auch bei einer Vielzahl anderer Krankheiten auftreten.

Alles nur Einbildung?

„Ich bin doch nicht verrückt!"
Maria P., eine 35-jährige Außendienstmitarbeiterin erzählt: „Meine Kollegen behaupten, ich wäre verrückt, weil mir ständig etwas anderes weh tut. Inzwischen habe ich schon Bedenken, Termine auszumachen, weil ich nicht weiß, wie es mir am nächsten Tag geht. Manchmal kann ich morgens kaum aufstehen, meine Hände und Beine schmerzen, sind stark angeschwollen und steif. Ich verstehe gar nicht, was mit mir eigentlich los ist, was für eine Krankheit ich überhaupt habe.

Mein Hausarzt hat von einer ‚Kollagenose' gesprochen. Aber ich habe mich nicht getraut weiter nachzufragen. Ich frage mich jeden Tag, was denn das nun wieder ist, wenn ich gegen die unterschiedlichsten Schmerzen und meine Müdigkeit ankämpfe. Zu meinem Hausarzt traue ich mich auch nicht mehr. Ich befürchte, dass er in mir nur eine Arbeitsscheue sieht, die wieder mal eine Krankschreibung braucht. An wen kann ich mich bloß wenden mit meinen vielen Wehwehchen? Ein anderer Arzt hat von ‚Lupus' gesprochen. Ich habe das selbst nicht so richtig verstanden. Auch in meinem ganzen Bekanntenkreis hat noch nie jemand etwas davon gehört."

Leider werden viele Lupus-Patientinnen noch immer von ihrem Umfeld als Hypochonder („eingebildete Kranke") abgestempelt oder von Ärzten als psychosomatische Fälle behandelt. Die Betroffenen geraten dadurch in einen gefährlichen Teufelskreis: Ihre eingeschränkte Leistungsfähigkeit führt zu Problemen in Familie und Beruf. Da den Betroffenen ihr Leiden häufig nicht anzusehen ist, verstärken Unverständnis und bagatellisierende Reaktionen der Mitmenschen noch die Beschwerden. Psychische Belastungen verschlimmern oft das Krankheitsbild. Einige Lupus-Kranke werden deshalb im Krankheitsverlauf depressiv und suchen Hilfe bei Psychotherapeuten oder Psychiatern, die zusammen mit erfahrenen Fachärzten die Häufigkeit der Schübe und deren Auswirkung auf die inneren Organe in den Griff bekommen können.

Die Behandlung von Lupus erythematodes sollte immer durch Spezialisten erfolgen. Sämtliche Befunde gehören in die Hände eines erfahrenen Arztes, der eine Therapie für Sie „maßschneidert“ und sich, wenn nötig, mit anderen Fachärzten besprechen kann.

Typische Diagnoseprobleme im Zusammenhang mit LE

Sie haben es schon gelesen: Lupus kann sich durch die unterschiedlichsten Krankheitsbilder und Symptome bemerkbar machen. Milde bis mittelschwere Verlaufsformen (ohne Organbeteiligungen) sind dabei häufig. Viele Patienten haben eine lange Leidensgeschichte bis zur richtigen Therapie hinter sich. Viele Hausärzte sind bei Lupus überfordert, denn selbst wer 30 und mehr Jahre praktiziert hat, hatte meistens nur wenige oder gar keinen LE-Patienten.

Viele Symptome bei LE werden von Ärzten als Zeichen anderer Erkrankungen fehlgedeutet und deshalb falsch behandelt. Die Diagnosestellung „Lupus“ ist einfacher, wenn die Krankheit mit einer typischen Hauterscheinung im Gesicht beginnt: dem Schmetterlingserythem (siehe auch Seite 18).

Wenn LE hochakut beginnt, kann das eine sofortige Einweisung in die Klinik erforderlich machen. Im Krankenhaus gelingt es durch neue verbesserte Techniken meist schneller, die Diagnose eines „systemischen Lupus erythematodes (SLE)“ zu stellen. So hat der stationäre Aufenthalt für die Betroffenen wichtige positive Effekte: Sie erhalten vorbeugende und gezielte Hilfe, und nach gesicherter Diagnosestellung unverzüglich eine geeignete Therapie.

Zu Anfang vieler Erkrankungen sind die Angaben, die der Betroffene dem Arzt machen kann, oft noch so diffus, dass es für den Fachmann schwer ist, richtige Aussagen über die Krankheit zu treffen oder Prognosen zu ihrem Verlauf zu stellen. Auf Lupus erythematodes trifft dies, wie wir gesehen haben, in besonderem Maß zu. Wirklich sicher ist der Arzt erst dann, wenn vier Punkte der ARA-Kriterienliste zur Diagnose herangezogen werden können.

ARA-Kriterien, die auf SLE hinweisen

Die Amerikanische Gesellschaft für Rheumatologie (American Rheumatism Association, ARA) hat eine vorläufige Liste mit wichtigen Diagnosekriterien aufgestellt. Erst wenn mindestens 4 von insgesamt 11 dieser Kriterien zutreffen, ist systemischer Lupus erythematodes wahrscheinlich.

Für Interessierte

Liste der ARA-Kriterien mit laienverständlichen Kurzerklärungen in Klammern

1. Gesichtserythem oder Schmetterlingsflechte
2. diskoid-erythematöse Hautveränderungen
3. Photosensibilität (Lichtempfindlichkeit)
4. Ulzera (kleine Geschwüre in der Schleimhaut von Mund, Nase oder Hals), gewöhnlich schmerzlos
5. nicht erosive Arthritis (Gelenkentzündungen, die nicht deformieren), Arthralgien (Gelenkschmerzen), Gelenkergüsse
6. Serositis (Entzündung der zarten, innere Organe überziehenden Haut), meist schmerzhaft:
   a) Pleuritis (Rippenfellentzündung)
   b) Perikarditis (Herzbeutelentzündung)
7. Nephritis (Nierenentzündung):
   a) Proteinurie (Eiweißausscheidungen von mehr als 0,5 g pro Tag)
   b) Erythrurie oder Zylindrurie (Blut im Urin)
8. Beteiligung des zentralen Nervensystems, die nicht metabolisch (durch Stoffwechselprozesse) oder durch Medikamente bedingt ist (z. B. Anfallsleiden oder Psychosen, Depression)

9. hämatologische Befunde (krankhafte Blutveränderungen):
   a) Anämie („Blutarmut“, krankhafte Verminderung der roten Blutkörperchen = Erythrozyten)
   b) Leukozytopenie (krankhafte Verminderung der weißen Blutkörperchen = Leukozyten)
   c) Lymphozytopenie (krankhafte Verminderung der Lymphozyten, der weißen Blutkörperchen im Blut, in der Lymphe und im Knochenmark)
   d) Thrombozytopenie (Blutplättchenmangel)

10. immunologische Befunde:
    a) Nachweis von LE-Zellen (positiver LE-Zelltest)
    b) Nachweis von Antikörpern gegen DNS
    c) Nachweis von Antikörpern gegen Sm
    d) Nachweis von Antikörpern gegen Kardiolipin (Phospholipid-Antikörper) über einen Zeitraum von mindestens 6 Monaten
11. antinukleäre Antikörper (ANA)

Der „richtige“ Arzt für die richtige Diagnose

Die Arztwahl ist gerade für Lupus-Betroffene von entscheidender Bedeutung. Wie erkennen Sie aber, dass der Fachmann, an den Sie sich gewandt haben, „der Richtige“ ist? Er oder sie sollte offen für alle Ihre Fragen sein, sich genügend Zeit nehmen, Sie als einen mündigen Patienten erachten und Sie in die Diagnosefindung und in die Therapie mit einbeziehen.

Lupus-Patienten müssen sich auf ein Leben unter ärztlicher Betreuung einstellen. Umso wichtiger ist es daher für Sie, eine gute, partnerschaftliche Beziehung zum Behandler aufzubauen, in der beide Seiten nichts voreinander verbergen. Da Lupus sehr unterschiedliche Organe angreifen kann, wird es oft notwendig, weitere Fachärzte zurate zu ziehen, um gemeinsam einen Therapieplan auszuarbeiten.

Häufiger Arztwechsel kann Nachteile bringen, da jeder Arzt sich erst auf den Patienten einstellen und die Symptome richtig einordnen muss, damit er einen geeigneten Therapieplan aufstellen kann.

Spezialisten für Diagnose und Therapie

Bereits bei der Sicherung der Diagnose „Lupus“ endet häufig die Kompetenz von Allgemeinärzten. Aber Lupus-Therapie ist Teamarbeit, bei der jedoch ein Arzt sozusagen Regie führen sollte. Wie gut der Therapieplan ausfällt, was Häufigkeit und Heftigkeit der Krankheitsschübe bestimmt, hängt vom Behandlungsteam ab. Es ist nicht leicht, die richtigen Experten für SLE zu finden, die Ihre chronische Erkrankung gemeinsam begleiten.

SLE-Spezialisten können u. a. sein:

- internistische Rheumatologen (Ärzte für innere Krankheiten, speziell Rheuma)
- Dermatologen (Hautärzte)
- Orthopäden (Ärzte für die Haltungs- und Bewegungsorgane)
- Pulmologen (Lungenfachärzte)
- Augenärzte
- Gynäkologen (Frauenärzte)
- Hämatologen (Spezialisten fürs Blut)

Viele Betroffene fühlen sich in unserem therapeutischen System verloren, hilflos und verwirrt. Sie werden häufig von einer Stelle zur anderen geschickt, ohne den Grund dafür zu kennen. Doch auch Sie können lernen, mit den medizinischen Vorgängen und Begriffen so umzugehen, dass man Sie ernst nimmt. Lassen Sie sich von den vielen fremden Vokabeln und komplizierten Zusammenhängen nicht abschrecken. Informieren Sie sich gründlich, fragen und lesen Sie nach, denn was Sie vom Fachmann über Ihre Krankheit hören, wird Sie in Zukunft ständig begleiten.

Die Anamnese: Der erste Schritt zur Diagnose

Der Begriff „Anamnese“ stammt aus dem Griechischen und bedeutet „Erinnerung“. Meist sind Schmerzen oder Funktionsstörungen der Grund für einen Arztbesuch. Mit Ihnen zusammen versucht der Fachmann herauszufinden, wo Ihre Beschwerden liegen, welcher Art sie sind, was sie auslöst und zu welcher Zeit sie besonders stark auftreten. Hier ist Ihre Erinnerung gefragt zur Vorgeschichte der Erkrankung und zu früheren Krankheitsfällen, auch solchen in Ihrer Familie.

Der Arzt forscht nach Hinweisen auf Organbeteiligungen und versucht, ein Muster in Ihrem Beschwerdebild auszumachen. Bei Lupus erythematodes stellt schon die Beurteilung der Anamnese besonders hohe Anforderungen an den Mediziner.

Praktische Hilfen bei der Anamnese

Empfehlenswert ist grundsätzlich eine schriftliche Erarbeitung der Vorgeschichte des Patienten anhand detaillierter Informationen vergangener Untersuchungen, Laborwerten und Aufnahmen des Körpers. Ihr Arzt braucht genaue Informationen, denn aus „Ich fühle mich wie zerschlagen! Mir ist heiß! Ich habe überall Schmerzen!“ lässt sich beim besten Willen keine stichhaltige Diagnose „zimmern“.

Sie als Patient können Ihrem Arzt eine Reihe praktischer Hilfen zur Verfügung stellen:

- Zunächst sollten Sie „sortieren“, und das, was Sie am meisten belastet, auch als Erstes ansprechen.
- Bringen Sie zur Anamnese eine Liste mit den Namen wirklich aller Medikamente und Dosierungen mit, die Sie zu diesem Zeitpunkt einnehmen (auch alternative Produkte nicht vergessen!).
- Alte Röntgen- und MRT-Bilder helfen dem Behandler ebenfalls und vermeiden unnötige Strahlenbelastung.
- Unterlagen aus vergangenen Arztbesuchen ersparen Ihnen Kosten, Zeit und Risiken neuer Untersuchungen.
- Notieren Sie sich in Ruhe die Fragen des Arztes, die Sie nicht sofort beantworten können, um die benötigten Daten später telefonisch durchzugeben.

In einer Anamnese gibt es kein „Egal“. Sie können nur dann eine wirkungsvolle Therapie vom Arzt erwarten, wenn er die Möglichkeit hatte, seine Diagnose nach sorgfältiger Prüfung der gesamten Krankheitsvorgeschichte zu stellen.

Eine wichtige Diagnosehilfe: Der informierte, mündige Patient

Geben Sie nicht verärgert auf, wenn der Arzt Ihnen Ihre vielen unterschiedlichen Beschwerden nicht sofort glauben will. Sie wissen, dass Sie sich nichts einbilden. Hier geht es um Ihren Körper, Ihre Gesundheit und Zufriedenheit – und nur das zählt! Werden Sie stattdessen aktiv und beteiligen Sie sich an allen Aspekten der Anamnese und Diagnosefindung: Informieren Sie sich, lesen Sie medizinische Literatur, fahnden Sie im Internet nach Ihren Symptomen und stellen Sie hartnäckig Fragen, auch wenn Sie manchmal kurz abgefertigt werden.

Viele Ärzte nehmen sich leider nicht die Zeit für ein ausführliches Gespräch und eine gründliche Analyse aller Daten, um zu der richtigen Diagnose zu gelangen. Wechseln Sie notfalls in eine andere Praxis und bedenken Sie, dass es eine Vielzahl von Krankheiten gibt, die auch erfahrene Mediziner nicht kennen, weil sie so selten sind.

Kommunikationsprobleme zwischen Arzt und Patient

Unter Umständen kann es für Sie hilfreich sein, Angehörige ins Krankheitsgeschehen mit einzubeziehen und sie beispielsweise zu einem Arztgespräch mitzunehmen. Lassen Sie sich nicht einschüchtern von den Ärzten oder dem Praxispersonal, denn bei entscheidenden Gesprächen über Ihre Krankheit dürfen Sie eine Vertrauensperson mit dabei haben. Die meisten Ärzte wissen zudem aus Erfahrung, dass sehr viele Betroffene aufgrund von Aufregung oder Angst nur wenig Informationen aufnehmen können.

Trauen Sie sich im Gespräch unbedingt, alle Ihre Fragen anzubringen; dies erleichtert Ihnen nicht nur das Verständnis, sondern später auch die Einhaltung eines Therapieplans. Wenn der Arzt nicht bereit ist, alle Ihre Fragen zu beantworten, sollten Sie sich an einen anderen Arzt Ihres Vertrauens wenden.

Laborwerte, die zur Diagnose herangezogen werden

In der Immunologie und Rheumatologie sind Laborwerte besonders wichtige Instrumente zur Diagnosestellung. Eine ausführliche körperliche Untersuchung und Anamnese liefern die Grundlage, Labortests können den Verdacht bestätigen oder eine Organbeteiligung nachweisen (bzw. das Gegenteil). Für Lupus-Patienten gehören Blut- und Urinuntersuchungen ebenso wie körperliche Untersuchungen zur Routine.

Laboruntersuchungen sind unerlässlich, um den Fortschritt einer Behandlung zu kontrollieren oder Schübe festzustellen. Sie geben sicheren Aufschluss darüber, ob der Patient auf die Behandlung anspricht, ob Nebenwirkungen auftreten und welche Organe in welcher Weise betroffen sind. Auch die Dosierung mancher Medikamente orientiert sich an einzelnen Laborergebnissen zu Blut- und Urinwerten.

Die Interpretation von Laborwerten

Laborwerte von Lupus-Patienten sind nicht leicht zu beurteilen. Deshalb sollte nur ein internistischer Rheumatologe diese Aufgabe übernehmen. Laborwerte dienen jedoch nicht nur der Diagnosestellung, sondern auch als Verlaufsparameter, sodass sie in regelmäßigen Abständen von dem selben (!) Labor wiederholt werden sollten. Die Bestimmung von Blutwerten im Autoimmunlabor ist leider sehr teuer, weshalb sie – in einer Zeit des Kostensparens im Gesundheitswesen – immer seltener von Ärzten angefordert werden.

Zur Aussagefähigkeit der Werte

So hilfreich Laborbefunde auch sein können, kommt es doch öfter vor, dass die geschilderten Beschwerden nicht mit den Ergebnissen übereinstimmen. Trotz unauffälliger Laborwerte können sich Patienten bereits schwer krank fühlen oder umgekehrt: Den Patienten geht es subjektiv nicht schlecht, obwohl die Laborwerte das Gegenteil bezeugen.

„Positiv“ und „negativ“ – was bedeutet das?

Ein positives Laborergebnis bedeutet, dass nachgewiesen werden konnte, wofür der Test angelegt war. „Positive“ Tests beweisen jedoch nicht zwangsläufig eine bestimmte Krankheit. Erst im Zusammenspiel mit anderen klinischen Symptomen kann der Arzt seinen Verdacht bestätigt sehen. Bei „negativen“ Laborergebnissen (z. B. Autoimmunbefunde) sollte, bei starkem Verdacht auf Lupus, das Blut des Betroffenen von einem anderen Labor zu einem anderen Zeitpunkt zur Sicherheit überprüft werden.

Für Interessierte

Allgemeine Befunde

Fast alle Ärzte veranlassen allgemeine Befunde im Labor, um sich ein besseres Bild von der Erkrankung machen zu können, nachdem sie den Patienten untersucht und die Krankengeschichte aufgenommen haben.

Zu den allgemeinen Laborbefunden gehören:

Kleines Blutbild (Blutstatus)

Das kleine Blutbild misst weiße Blutkörperchen (Leukozyten) und rote (Erythrozyten), roten Blutfarbstoff (Hämoglobin) und Blutplättchen (Thrombozyten).

Hohe Leukozyten kommen am häufigsten bei bakteriellen Entzündungen und bei Einnahme von Kortison vor. Niedrige Leukozyten-Werte finden sich bei Kollagenosen, Blut- und Lympherkrankungen sowie als Nebenwirkung bestimmter Medikamente.

Liegt Blutarmut (Anämie) vor, zeigt der Laborbefund niedrige Werte an für Hämoglobin und Erythrozyten. Niedriges Hämoglobin kann außerdem bei Einnahme von bestimmten Medikamenten auf innere Blutungen aufmerksam machen, ebenso auf schwere Schübe und Entzündungen.

Ein Blutbild dient der

- Diagnose von Art und Aktivität einer Entzündung,
- Bestimmung von Blutarmut (Anämie),
- Überwachung der Leukozytenwerte (erhöht oder erniedrigt),
- Überwachung der Thrombozytenwerte (erhöht oder erniedrigt),
- Therapieüberwachung bei Basismedikamenten.

Differenzialblutbild

Es macht zusätzlich Aussagen über die einzelnen Arten von Leukozyten im Blut des Patienten. Man unterscheidet hierbei Granulozyten, Monozyten und Lymphozyten. Mitunter hilft es bei der Entscheidung, ob eine bakterielle Infektion oder ein Schub vorliegt.

Spezielle rheumatologische und Autoimmun-Befunde

- **Komplementfaktoren (C3, C4)**

Bei Verdacht auf Lupus-Aktivitäten werden meistens die Komplementfaktoren bestimmt. Das Komplement-System besteht aus einer Gruppe von mehr als 20 Proteinen im Blutserum. Sie werden von Immunkomplexen aktiviert und lösen eine Entzündung aus. Ist die Konzentration der Komplement-Faktoren C3 und C4 niedrig, so weist dies auf eine aktive Lupus-Erkrankung hin, da die Faktoren dabei „verbraucht" werden.

- **Rheumafaktoren**

Rheumafaktoren (RF) sind Autoantikörper gegen Immunglobuline. Sie können aber auch bei bestimmten Kollagenosen und Infektionen (bakteriell oder viral) vorkommen. Am häufigsten findet man sie bei der rheumatoiden Arthritis. Bei ca. 10 % der Gesunden können sie jedoch auch entdeckt werden.

- **Bestimmung von Autoantikörper in Titern**

Autoantikörper sind u. a. antinukleäre Antikörper (ANA), die als Zellkernantikörper bei vielen rheumatischen Erkankungen zu finden sind. Beim Lupus lassen sich ANA in aktiven Krankheitsstadien bei 99 % aller Lupus-Betroffenen nachweisen. ANA-Tests werden unter dem Miskroskop abgelesen und in Titer ausgedrückt, die etwas über die Konzentration der Antikörper im Blut aussagen. Je höher der Titer ist, umso mehr Antikörper befinden sich im Blut. ANA-Titer werden eingeteilt in 1:40, 1:80, 1:160, 1:320, 1:640, 1:1280, usw. Bei Antikörperbestimmungen sollte immer das gleiche Labor die Titer bestimmen, um Vergleiche mit alten Werten vornehmen zu können. Eine Differenzierung der ANA erfolgt durch komplizierte immunologische Testverfahren und kann Aussagen über die Beteiligung von Organen, über die Art der Kollagenose sowie über den zu erwartenden Verlauf der Erkrankung zulassen.

- **Doppelstrang-DNS-Antikörper (gehört zu den ANA)**

Falls ANAs in der Immunfluoreszenz des Autoimmunlabors nicht zu entdecken sind, sind bei einigen Lupus-Betroffenen Doppelstrang-DNS-Antikörper (ds-DNS-AK), die den Lupus oft beweisen, zu finden. Diese Antikörper gegen Desoxyribonukleinsäure (wichtigster Bestandteil des Zellkerns) können die Aktivität eines Lupus anzeigen. Bei einem Lupusschub sind sie fast immer erhöht und sinken bei Krankheitsrückgang (rezidiv) im Titer. Ungefähr 75 % aller Lupus-Kranken haben im Verlauf der Krankheit positive Anti-ds-DNS-Antikörper.

- **Extrahierbare nukleoläre Autoantikörper**

Bei Verdacht auf Lupus sollte nach einem positiven ANA-Test eine Spezifizierung der Autoantikörper im Labor durch einen ENA-Test durchgeführt werden. Anti-Sm-AK, Anti-nRNP, Anti-Ro und Anti-La, sind u. a. extrahierbare nukleäre Antigene (ENA), die bei etwa 20 % bis 50 % der SLE-Patienten vorhanden sind und wichtige Informationen für die eventuellen Organbeteiligungen und anschließende Therapie liefern.

Bildgebende Untersuchungsverfahren zur Diagnostik

Unter dem Begriff „Bildgebende Verfahren" werden alle Methoden zusammengefasst, die einen Blick in das Körperinnere des Patienten ermöglichen, indem gewisse Partieen auf speziellen Abbildungen zu sehen sind. Solche Abbildungen müssen von geschulten Augen beurteilt werden, die zwischen normalen und veränderten Zuständen unterscheiden können.

Röntgenstrahlen – aus Erfahrung hilfreich

Die 1895 von Wilhelm Conrad Röntgen eingeführte Methode wird auch heute noch zur Bestimmung von Organschäden eingesetzt. Röntgenstrahlen durchdringen den Körper, werden dabei aber in den verschiedenen Geweben unterschiedlich stark aufgefangen.

Die Strahlen, die an der Rückseite austreten, manifestieren sich auf einer Platte. Auf dem Bild, das so entsteht, erscheinen Knochen weiß und die Weichteile in Grauschattierungen. So lassen sich Veränderungen an den Organen erkennen. In den letzten Jahrzehnten konnte die Röntgentechnik erheblich verfeinert und die Strahlenbelastung deutlich verringert werden.

Lassen Sie sich nur von erfahrenen Röntgenologen oder in größeren Krankenhäuser röntgen. Dort fallen die Aufnahmen weniger fehlerhaft aus (das erspart Wiederholungen!), da die Geräte generell besser gewartet und auf dem neuesten Stand sind.

Computertomographie – noch jung und schon bewährt

Dieses 1972 eingeführte Verfahren liefert viele einzelne Röntgenbilder vom Körper. Der Computer fügt sie schichtweise zu einem plastischen Bild zusammen. Für Gesamtaufnahmen sind 10 bis 40 Einzelbilder nötig. Manchmal werden bei einem CT auch Kontrastmittel eingesetzt.

Viele Kontrastmittel sind mit Jod angereichert. Sagen Sie deshalb vor Beginn der Untersuchung Bescheid, wenn Sie zu Allergien neigen oder mit der Schilddrüse Probleme haben.

Szintigraphie, SPECT und PET – Kernenergie im Dienst der Medizin

Diese neuen nuklearmedizinischen Techniken eignen sich besonders für die Untersuchung von Knochen, Schilddrüse oder Gehirn. Radioaktive Stoffe, die Strahlen abgeben, werden in den Körper eingebracht und sammeln sich in Organen oder Entzündungen an. Keine Angst – die Radioaktivität dieser Untersuchungsstoffe, die geschluckt, inhaliert oder injiziert werden, ist meist kurzlebig. Auf einem Bildschirm lässt sich beobachten, wo und wie schnell sich die Substanz verteilt.

Nur fachbezogene Experten in radiologischen Zentren können die sich daraus ergebenen Abbildungen richtig deuten. Jede dieser Methoden ist schmerzlos.

Kernspintomographie (MRT) – enttarnt den Feind Schicht für Schicht

Hier werden weder Röntgenstrahlen noch Ultraschallwellen, sondern magnetische Felder benutzt. Es ist eine relativ teure Untersuchungsmethode, weshalb auch nur wenige Geräte existieren. Die meisten Modelle bestehen aus einer engen Röhre, in die der Patient, auf einem Untersuchungstisch liegend, hineingeschoben wird. Durch Sprechkontakt bleibt er mit dem Untersucher verbunden.

Mithilfe der Kernspintomographie können in einer einzigen Untersuchung Schnittbilder in verschiedenen Ebenen angefertigt werden.

Ultraschall (Sonographie) – garantiert ohne Risiken und Nebenwirkungen

Besonders wertvoll ist die Sonographie (auch Ultraschall oder Echo): schmerzlos, nicht belastend und beliebig oft wiederholbar. Vor der Untersuchung wird ein Gleitgel auf der Haut verteilt, damit der Schallkopf guten Kontakt bekommt, Schallwellen sendet und empfängt. Ein Computer setzt die Schallwellen in ein Bild um. Herz und Organe wie Leber und Nieren lassen sich gut damit erforschen.

Die Biopsie – das „Sprachrohr" der Organe

Bei Nieren, Leber, Haut, Mundschleimhaut und anderen Organen kann eine Biopsie, also die Entnahme und Untersuchung eines kleinen Gewebestücks, klären, ob das Organ von SLE betroffen ist. Oft ist eine Biopsie aussagekräftiger als Labortests. Sie hat den zusätzlichen Vorteil, dass der Fachmann das Ausmaß der Entzündung und den bereits angerichteten Schaden im Organ erkennen kann.

Zum Sinn der genannten Diagnoseverfahren

Sie als Betroffene beschäftigt nach dieser Lektüre vielleicht die Frage, ob so viele verschiedene, teilweise komplizierte und auch teure Untersuchungsverfahren denn wirklich nötig sind, um einen eventuellen Verdacht zu bestätigen oder nur zu entkräften. Die Antwort lautet ohne jede Einschränkung: Ja!

Lupus erythematodes ist ein Leiden, dem allein mit herkömmlichen Methoden nicht beizukommen ist. Seinen fühlbaren oder sichtbaren Ausdruck zu bekämpfen, bleibt deshalb ein „Herumdoktern an Symptomen", ohne dass man zur Wurzel des Übels vordringt: dem Geschehen im Körperinnern, im Immunsystem.

Die exakte Diagnose und effektive Behandlung von Lupus sind, wie schon angesprochen, bereits im Frühstadium der Erkrankung äußerst wichtig. Je eher Medikamente (Kortison, Immunsuppressiva) gezielt eingesetzt werden, desto besser geht es Ihnen und desto besser ist die Prognose.

Der Krankheitsverlauf

Bislang gilt LE als nicht heilbar. Ziel jeder Therapie ist es daher, einem neuen Schub vorzubeugen und ggf. seinen Verlauf zu mildern. Mit den heute erhältlichen Medikamenten gelingt es jedoch nicht vollständig, die entgleiste Immunabwehr wieder in geordnete Bahnen zu lenken.

Wesentlich erfolgreicher ist die Medizin der Gegenwart in der Unterdrückung entzündlicher Immunreaktionen durch entsprechende Präparate. Ihr sorgfältig abgewogener Einsatz kann den Verlauf der Krankheit erheblich mildern und Ihrem Leben – trotz Lupus – ein großes Stück Qualität zurückgeben.

Die Bedeutung von Routineuntersuchungen

Als Lupus-Patient müssen Sie generell unter ständiger ärztlicher Betreuung leben. Nur so lässt sich die Immunreaktion auf niedrigem Niveau halten und Organschäden vorbeugen. Für den Verlauf der Krankheit ist entscheidend, dass Sie zusätzlich in bestimmten Intervallen untersucht werden, um sämtliche Nebenwirkungen zu kontrollieren und Organbefall durch Medikamenteneinnahme auszuschalten.

Akute Phasen - Lupus Schub um Schub

Lupus erythematodes ähnelt einem Kochtopf, der so lange leise vor sich hinbrodelt, bis er schließlich überkocht. Die Schübe markieren das Überkochen des Topfes. Bei diesem Überkochen fühlen Sie sich plötzlich schwach, entwickeln neue Symptome.

Lupus-Schübe können viele verschiedene Formen annehmen und von sehr unterschiedlicher Dauer sein. Ein Schub kann langsam einsetzen oder plötzlich und sehr heftig. Manchmal beginnt er hochakut und Sie müssen unverzüglich in ein Krankenhaus eingewiesen werden.

Gehen Sie gleich zum Arzt, wenn Sie vermuten, einen Schub zu haben, sodass er Sie sofort mit Medikamenten wie Immunsuppressiva und Kortison behandeln kann. Jedes Zögern verschlechtert Ihren Zustand und birgt häufig die ernste Gefahr weiter reichender Schäden.

Vorboten eines Schubes

Meist kündigen sich Schübe durch bestimmte Vorzeichen an, die Sie als Betroffene bald erkennen lernen. Das gibt Ihnen die Chance, vorbeugend zu handeln. Solche körperlichen Symptome sind:

- Abnahme der Leistungsfähigkeit
- zunehmende Müdigkeit
- Fieber
- Gelenk- und Muskelschmerzen
- neu auftretende Hautveränderungen
- Schmerzen im Brustkorb, die die Atmung behindern
- Atemnot
- Kopfschmerzen
- Sehstörungen
- Empfindungsstörungen
- Krämpfe

Mögliche Auslöser für Schübe

Bestimmte Umstände (innere wie äußere) sind erfahrungsgemäß besonders geeignet, einen neuen Schub einzuleiten. Dass es dazu kommt, können Sie bei entsprechender Lebensführung vermeiden helfen, denn einige Faktoren unterliegen mehr oder weniger direkt Ihrem Einfluss. Andere dagegen (z. B. Operationen) sind manchmal unumgänglich:

- Sonnenlicht
- hormonelle Veränderungen (Pille oder Schwangerschaften)
- Medikamenteneinnahme
- anhaltende körperliche und psychische Belastungen
- starker Stress und Angst
- Infektionskrankheiten
- Operationen

Häufigen Schüben vorbeugen

Das Wichtigste sind Routineuntersuchungen (siehe auch Seite 54). Daneben sollten Sie möglichst Stress und Übermüdung durch sorgfältige Planung und ausreichende Ruhezeiten entgegenwirken. Jede Überstrapazierung kann gefährlich werden.

Sonnenfans, die an Lupus erkranken, haben kaum eine Wahl. Da insbesondere UV-Strahlen einen Schub auslösen können, ist der Schutz vor Sonne ein zentrales Gebot. Auch Solariumbesuche müssen Sie streichen.

Doch wie sehr Sie sich auch mühen: Es wird Ihnen nicht immer gelingen, die Schübe ganz zu verhindern. Geben Sie sich dann nicht allein die Schuld, das verschlechtert Ihren Gesamtzustand nur noch mehr. Versuchen Sie – so schwer es auch fällt – sich zu entspannen und positiv zu denken.

Remissionen – wenn Lupus zur Ruhe kommt

Ruhezeiten (Remissionen) sind Perioden der Inaktivität einer Krankheit, die Krankheitserscheinungen gehen zurück, die Symptome klingen ab oder verschwinden nahezu ganz. Es gibt sogar Lupus-Fälle, in denen die Ruhephase für den Rest des Lebens andauert.

Zuerst die gute Nachricht: Remissionen zwischen Schüben erleben glücklicherweise fast alle Betroffenen. Im Alter entwickeln sich die Schübe, wie schon erwähnt, sogar weniger intensiv, sie werden schwächer und die Ruheperioden dazwischen dauern länger.

Und nun die schlechte: Es ist nicht möglich, solche Ruhezeiten planvoll zu verlängern. Der Arzt wird sein Bestes dazu beitragen, indem er Medikamente verordnet, die Sie unbedingt regelmäßig einnehmen müssen. Mit Veränderungen im Lebensstil können Sie seine Maßnahmen (siehe Seite 51, „Mögliche Auslöser für Schübe“) wirkungsvoll unterstützen.

Infektionen als Ursache veränderter Beschwerden

Sie haben eigentlich alles getan, was Sie zur Vorbeugung tun können. Und doch geht es Ihnen plötzlich deutlich schlechter. Was steckt dahinter? Diese bange Frage sollte Sie schnellstmöglich zum Arzt führen.

Bei Lupus-Patienten müssen sich auch die Mediziner fragen, ob es sich bei neuen oder stärkeren Symptomen um eine Verschlechterung des Lupus handelt, ein Therapieproblem vorliegt (z. B. Nebenwirkungen eines Medikamentes), oder ob es eine separate Erkrankung (z. B. eine Infektion) ist.

Dies zu trennen ist jedoch äußerst wichtig, da unterschiedliche Erkrankungen auch verschieden behandelt werden müssen. Lupus-Patienten können leichter Infektionen bekommen und ihr Körper tut sich schwerer damit, diese zu bekämpfen. Kortison und Immunsuppressiva, also Medikamente, die zur Basistherapie bei LE gehören, schwächen die Fähigkeit, mit Infektionen fertig zu werden.

Oft löst eine Infektion auch einen Schub aus, sodass der Arzt Probleme hat, das eine vom anderen zu unterscheiden. Eine Studie an 3 175 SLE-Patienten ergab, dass genauso viele Patienten an Infektionen starben wie durch Lupus-Aktivität (Niere, zentrales Nervensystem). Vor allem Viruserkrankungen, Pilz- und bakterielle Erkrankungen, Parasiten und Einzeller (Protozonen) nehmen bei Betroffenen zu.

Anzeichen für Infektionen

Fieber, Schweißausbrüche, Schüttelfrost und Schmerzen können auf Infektionen hindeuten, die Antibiotika erfordern. Erkrankungen der Atemwege, Harnwege und der Haut sind die häufigsten, die meist nur ambulant behandelt werden müssen.

Zu den üblichen Untersuchungen zählen dann:
- Rachenabstrich
- Blutbild
- Urinprobe
- Stuhlprobe
- Röntgen
- Ultraschall

Das Fieber kann sowohl von einem Schub herrühren als auch eine Reaktion auf Medikamente sein. Der Fachmann wird dann Ihr Blut auf C-reaktives Protein (CRP) untersuchen, dessen Konzentration innerhalb von Stunden bis zum 1 000fachen ansteigen kann, wenn bakterielle Infektionen vorliegen. Die CRP-Bestimmung ist daher geeignet, eine Infektion von einem Schub zu unterscheiden.

Wenn die Erkrankung lebensbedrohliche Ausmaße annimmt, ist ein stationärer Aufenthalt nötig, da dort Blutkulturen angelegt, Knochenmark- oder Lymphknotenbiopsien, Gallium-Szintigraphien oder Bronchoskopien (Untersuchung der Luftröhrenäste mit dem Bronchoskop) durchgeführt werden können, um schnell zur richtigen Diagnose für eine Therapie zu gelangen.

Infektionen aller Art bedeuten für Lupus-Betroffene immer ein erhöhtes Risiko. Setzen Sie sich also nicht unnötig dem Kontakt mit infizierten Personen aus.

Vom Umgang mit ständig wechselnder körperlicher und psychischer Verfassung

Nahezu alle Lupus-Betroffenen klagen über ständig wechselnde äußere und innere Befindlichkeiten. Wie kann man aber unter solchen Umständen für mehr Lebensqualität sorgen?

Das Wichtigste dabei ist zugleich auch das Schwerste: Akzeptieren Sie Ihre Krankheit als etwas, das zu Ihrem Leben und zu Ihrer persönlichen Geschichte gehört. Kämpfen Sie nicht dagegen an. So verschwenden Sie nur Ihre Kräfte an eine aussichtslose Sache (Sie wissen, Lupus ist – noch! – nicht heilbar).

6 goldene Regeln für LE-Betroffene

Wenn Sie sich die folgenden „goldenen Regeln" zu Herzen nehmen, können Sie viel zu Ihrer physischen und psychischen Stabilität beitragen:

1. Setzen Sie sich und Ihrer Umgebung Grenzen.
2. Sorgen Sie für vermehrte Ruhepausen.
3. Arbeiten Sie an einem guten Zeitmanagement.
4. Versuchen Sie positiv zu denken.
5. Gönnen Sie sich wohltuende Entspannungstechniken.
6. Lernen Sie Nein zu sagen (und bleiben Sie dabei!).

Diese Leitlinien in die alltägliche Praxis umzusetzen, bedeutet für Sie, ein Stück Lebensqualität zu gewinnen.

Mit den Symptomen leben

Die Unvorhersehbarkeit des Krankheitsverlaufs, starke Abgespanntheit und Müdigkeit, Schmerzen und Unkonzentriertheit erschweren den Betroffenen ihren Alltag. Lupus zu haben, heißt mit Symptomen leben lernen, Symptome, die Ihre Möglichkeiten und Bewegungsspielräume mehr oder weniger stark begrenzen. Vieles kann nicht mehr wie vor der Erkrankung geplant werden.

Müdigkeit und totale Erschöpfung

Die Müdigkeit und das ausgeprägte Schlafbedürfnis bei Lupus sind für Gesunde kaum nachvollziehbar. Familienangehörige und Arbeitskollegen vermuten daher häufig, dass die Betroffenen übertreiben. Vielleicht werden auch Sie mit ebenso überflüssigen wie nutzlosen Ratschlägen konfrontiert: „Jeder fühlt sich mal schlapp! Reiß dich doch ein bisschen zusammen! Schlaf dich mal richtig aus!"

Wenn es so einfach wäre! Bei Lupus handelt es sich um eine ganz andere Art von Abgeschlagenheit, eine, die nur Betroffene selbst nachempfinden können. Das Unverständnis der Umgebung ist für die meisten am schwersten erträglich. Jeden Tag suchen sie nach neuen Energiequellen und müssen lähmende Müdigkeit und Erschöpfung einfach akzeptieren, denn für eine ständige Auseinandersetzung damit fehlt die Kraft.

Abgeschlagenheit nach Belastungssituationen erleben auch Gesunde, doch bei LE macht der Körper deutlich, dass er einen erhöhten Ruhebedarf hat. Nicht immer sind Schübe die Ursache für Müdigkeit, sie macht Betroffenen auch in Zeiten der Remission (Ruhen der Krankheitsaktivität) zu schaffen.

Hier gibt es nur den Rat: Hören Sie auf Ihren Körper und geben Sie dem stärkeren Schlafbedürfnis nach – so lässt sich Schüben entgegenwirken.

Therapeutische Maßnahmen

Leider gibt es keine gezielte Therapie gegen Lupus-Müdigkeit (vollkommene geistige oder körperliche Erschöpfung). Die Behandlung erfolgt durch das Eingreifen in den Immunprozess und die Organbeteiligung mit entsprechenden Medikamenten.

Mögliche Ursachen für Abgeschlagenheit und Müdigkeit

Die Ursachen dieser Missempfindungen sind genauso vielfältig wie Lupus selbst. Dazu zählen:

- Krankheitsaktivitäten (Schübe)
- Organbeteiligungen
- Herz- oder Kreislaufprobleme (z. B. niedriger Blutdruck)
- Infektionen oder andere zusätzliche Erkrankungen
- starke Gewichtsabnahme oder -zunahme
- Stoffwechselprobleme (z. B. Diabetes, Schilddrüsenunterfunktion)
- Nebenwirkungen von Medikamenten
- seelische Faktoren (z. B. Depressionen oder Ängste)
- berufliche oder familiäre Belastungen
- chronische Schmerzen in verschiedenen Bereichen des Bindegewebes, der Muskulatur und der Knochen

Schmerzen bei Lupus

Die Schmerzen entstehen meist durch Entzündungsvorgänge in Gelenken, Muskeln oder Organen. Um sie zu unterdrücken, werden gegen die Entzündungen nicht-steroidale Antirheumatika (NSAR) verschrieben, also Präparate zur Behandlung rheumatischer Erkrankungen, die kein Kortison enthalten.

Auch physikalische Therapien und Entspannungsverfahren können Linderung bringen. Viele Lupus-Erkrankte haben ein zusätzliches Leiden, das Schmerzen verursacht (z. B. Fibromyalgie, siehe dazu Seite 149).

Krankheitsverlauf und Lebensaussichten bei LE

In den letzten 20 Jahren haben sich die Lebensaussichten Betroffener durch die Einführung wirksamerer Behandlungsmethoden erheblich verbessert. Lange Ruhephasen, die dank ausgewogener, individueller Therapien fast beschwerdefrei sind, sorgen zudem für mehr Lebensqualität.

Wissenschaftliche Fortschritte, z. B. in der Gentechnik, lassen auf völlig neuartige Behandlungsansätze in der nächsten Zukunft hoffen. Sogar eine völlige Heilung von Lupus erscheint einigen Forschern schon heute nicht mehr ausgeschlossen.

- Die Schwere der Erkrankung wird hauptsächlich durch die Art der Organbeteiligung (siehe Seite 59 bis Seite 109) bestimmt. Neu entwickelte laborchemische und apparative Diagnostik sowie Medikamente gewährleisten eine immer bessere Betreuung der Patienten durch ausgebildete Spezialisten.
- So verschiedenartig bei Lupus das Erscheinungsbild ist, so wechselhaft ist auch der Verlauf. 80 Prozent der Fälle sind heute als mittelschwer oder leicht einzustufen, dagegen nur 20 Prozent als schwer. Nur wenige Patienten leiden unter sehr vielen Schüben. Zwischen den Schüben sind die meisten beschwerdefrei und haben nur geringe Krankheitsanzeichen. Mitunter scheint sich Lupus in ständiger Remission zu befinden und die Krankheit verschwunden zu sein.

Leider gibt es auch bösartige Verläufe bei Lupus. In den letzten 20 Jahren hat sich jedoch auch in diesen Fällen die 10-Jahres-Überlebensrate auf 90 Prozent erhöht. Schwerste, lebensbedrohliche Verläufe mit umfangreichen Organbeteiligungen sind glücklicherweise nur noch sehr selten.

Inzwischen hat andererseits die Infektanfälligkeit Betroffener durch Langzeit-Immunsuppressiva und Dialysepflicht zugenommen. Viele akute und schwere Verlaufsformen sind nicht mehr allein auf Lupus selbst zurückzuführen, sondern auf Infektionen und Nebenwirkungen der verordneten Medikamente und Therapien.

Gefahren beim Reisen

Ist Reisen noch erlaubt? Oder ist es überhaupt noch möglich? Diese Frage wird Sie insbesondere dann berühren, wenn Sie vor Ihrer Erkrankung gerne und häufiger unterwegs waren. In den meisten Fällen kann der Arzt „Entwarnung geben“. Sie dürfen nach wie vor in Urlaub oder auf Erkundungsfahrten gehen. Das Reiseziel sollte sich jedoch nach den Bedingungen und Bedürfnissen der Lupus-Patienten richten: Schutz vor Sonneneinstrahlung und Zeiten der Ruhe und Entspannung.

Speziell für Lupus-Patienten gibt es seit kurzem einen Ratgeber, den „Butterfly Traveller“ (siehe „Bücher, die weiterhelfen“, Seite 178), der im Erkrankungsfall über Sprachschwierigkeiten in vielen Ländern hinweghilft.

Das Für und Wider beim Impfschutz

Grundsätzlich muss man Folgendes festhalten: Impfungen sind absolut ratsam. Inaktive Impfstoffe (z. B. gegen Kinderlähmung und Tetanus) haben bereits Tausende LE-Kranke gut vertragen und sie werden offenbar ohne Probleme verabreicht.

Ob Lupus-Patienten sich impfen lassen dürfen, wird von Ärzten indes sehr unterschiedlich beurteilt. Kritiker des Impfens vermuten, dass Impfstoffe aus (lebenden) Krankheitserregern (Vakzine) nicht nur die Bildung von Antikörpern gegen die entsprechende Krankheit anregen, sondern auch das körpereigene Gewebe durch vermehrte Produktion von Autoimmunkörpern angreifen.

Im Einzelfall ist eine kritische Risiko-Nutzen-Abwägung mit einem Arzt Ihres Vertrauens, der Ihre Krankengeschichte kennt, notwendig.

Sonneneinstrahlung – ob vom Himmel oder aus der Steckdose

Da gibt es leider nur eins: Vermeiden Sie unter allen Umständen jede Sonneneinstrahlung, auch wenn Sie bisher subjektiv den Eindruck hatten, „ein bisschen Farbe“ könne Ihnen nicht schaden. Eine Verschlechterung Ihres Gesundheitszustands tritt nämlich nicht unbedingt direkt nach dem Sonnenbad ein, sondern manchmal erst viel später. Dann macht sich die Einstrahlung durch Gliederschmerzen, Temperatur, Müdigkeit oder Hautveränderungen bemerkbar. Vor allem Menschen, die lichtempfindlich sind, können anschließend heftige Schübe erleiden, die schwer in den Griff zu bekommen sind.

Nur etwa die Hälfte aller Lupus-Patienten sind empfindlich gegen UV-Strahlen, die anderen entwickeln überhaupt keine Beschwerden durch die Sonne. Um sich nicht unnötig zu belasten, sollten Sie darauf verzichten auszuprobieren, ob Sie dazugehören. Gehen Sie möglichst kein Risiko ein und schützen Sie sich vor der Sonne sogar an bewölkten Tagen.

Warum Sonnenempfindlichkeit gerade bei Lupus auftritt, ist bis heute nicht geklärt. UV-Strahlen können jedoch nicht als Ursache für Lupus angesehen werden, sie tragen nur zu ersten oder stärkeren Schüben bei.

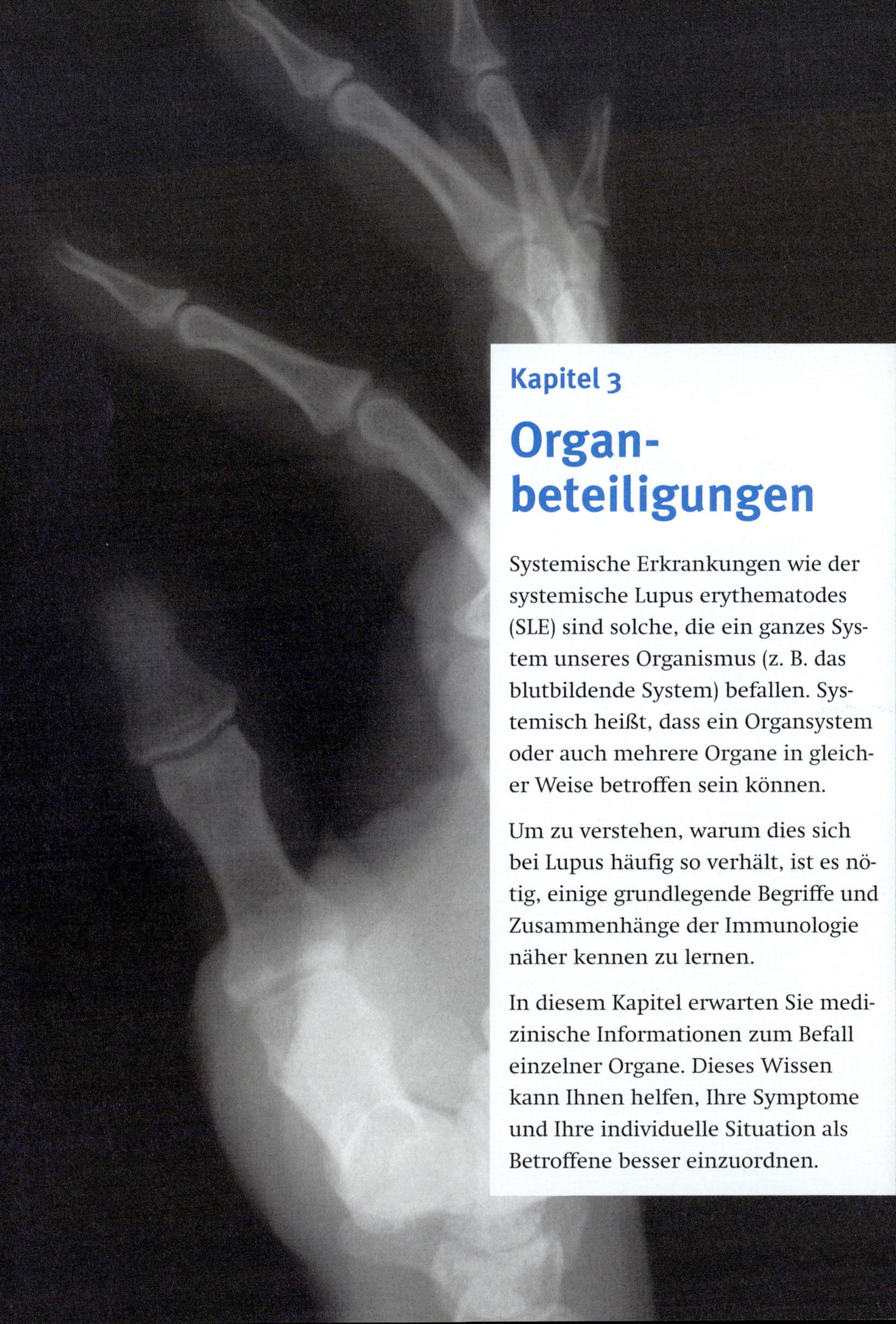

Kapitel 3

Organbeteiligungen

Systemische Erkrankungen wie der systemische Lupus erythematodes (SLE) sind solche, die ein ganzes System unseres Organismus (z. B. das blutbildende System) befallen. Systemisch heißt, dass ein Organsystem oder auch mehrere Organe in gleicher Weise betroffen sein können.

Um zu verstehen, warum dies sich bei Lupus häufig so verhält, ist es nötig, einige grundlegende Begriffe und Zusammenhänge der Immunologie näher kennen zu lernen.

In diesem Kapitel erwarten Sie medizinische Informationen zum Befall einzelner Organe. Dieses Wissen kann Ihnen helfen, Ihre Symptome und Ihre individuelle Situation als Betroffene besser einzuordnen.

Organbeteiligungen – es beginnt im Körperinneren

Das Tückische an Organbeteiligungen (wie bei SLE) ist, dass die Krankheit im Verborgenen beginnt: im Inneren unseres Körpers. Äußerlich erkennbare Anzeichen können dabei durchaus verzögert auftreten. Meist haben die Betroffenen keine Ahnung, woher die Symptome kommen. Bei Lupus als Ursache ist Rätselraten gefährlich, denn das kostet wertvolle Zeit.

Körpereigene „Truppen" im Dienst der Gesundheit

Jeder funktionierende Staat hat auch eine wirksame Polizei. Die Gesundheitspolizei unseres Körpers ist das Immunsystems. Es ist einer gigantischen Armee zur Abwehr von feindlichen Eindringlingen vergleichbar. Der gesunde Körper ist gegen solche Eindringlinge (z. B. Bakterien oder deren Giftstoffe = Toxine) entweder von Natur aus immun, also unempfänglich (Antikörper von der Mutter), oder durch Impfung (erworbene Immunität). Antikörper können auch später im Laufe des Lebens gebildet werden.

Die Eindringlinge ins eigene Territorium heißen „Antigene" (die Vorsilbe „anti", griechisch: gegen/wider, verrät es schon: Sie richten sich gegen das Immunsystem). Antigene sind artfremde und deshalb „unerwünschte" Eiweißstoffe im Blut (z. B. Bakterien), die mit dem Ziel kommen, Schaden anzurichten.

Aber unsere Armeen zur Verteidigung sind bestens ausgerüstet und jederzeit bereit, die Gegner gebührend zu empfangen. „Antikörper" heißen die Truppen, die unverzüglich gegen die Eindringlinge in Marsch gesetzt werden. Einzige Aufgabe dieser Verteidigungstruppen: die Eiweißstoffe unschädlich zu machen. Antikörper stellen damit die natürliche Reaktion unseres Immunsystems auf den Angriff der Antigene dar.

So weit, so gut. Aber was, wenn der Staat (unser Körper) es nicht schafft, diese Truppen unverzüglich und schlagkräftig mobil zu machen? Dann ist die körpereigene Abwehr gestört. Bei einer solchen Störung kann es leicht zur Bildung von „Autoantikörpern" kommen – auch körpereigene

Truppen, doch solche, die ihre Kräfte statt gegen die Eindringlinge von außen (artfremde Substanzen) gegen das eigene System (körpereigene Substanzen) richten. Wie eine subversive Terrororganisation unterminieren sie sozusagen die staatliche Herrschaft, die Herrschaft des gesunden Menschen über seinen Körper.

Autoantikörper entfalten ihren schädlichen Einfluss entweder direkt oder durch die Bildung von Immunkomplexen (siehe dazu den unten stehenden Exkurs). Antigene und Antikörper können bei Lupus eine zerstörerische Allianz eingehen, sich in einzelnen Organen niederschlagen (manifestieren) und deren Funktionen nachhaltig beeinträchtigen oder – schlimmstenfalls – lahmlegen.

Immunkomplexe

Immunkomplexe nennt man Verbindungen von Antikörpern und ihren Zielen (z. B. Proteinen). Sie zirkulieren im Blut und sind bei vielen entzündlichen Erkrankungen erhöht. Ablagerungen von Immunkomplexen an den Gefäßen können zu Gefäßentzündungen (Vaskulitiden) führen. Zirkulierende Immunkomplexe werden durch die Untersuchung von Blut- und Gewebeproben nachgewiesen.

Immunkomplexe finden sich bei fast allen Kollagenosen, z. B. beim systemischen Lupus erythematodes, Mischkollagenosen, Sklerodermie, Poly-/Dermatomyositis, Antiphospholipid-Antikörper-Syndrom sowie auch bei Vaskulitiden und rheumatoider Arthritis.

Unterschiedliche Arten von Organbeteiligungen

Es gibt eigentlich kaum ein Organ, das sicher vor Lupus ist: Ob Haut oder Haare, Herz, Lunge, Nieren, Leber oder Milz, das Blut oder die Schleimhäute, die Muskeln oder die Gefäße – Lupus kann überall und nachhaltig die bestehende Ordnung durcheinander bringen. Kein Arzt ist in der Lage, Ihnen zu sagen, welche Organe von der Krankheit ausgespart bleiben, der Befall kann scheinbar willkürlich auf neue Organe übergreifen. Genauso gut kann er an bereits in Mitleidenschaft gezogenen Organen plötzlich nicht mehr feststellbar sein.

Tab. 2: Die Organbeteiligungen in Prozent

1. Häufigkeit der Organbeteiligungen bei Lupus-Beginn
2. Häufigkeit im Gesamtverlauf (absteigend)

Betroffenes Organ	1.	2.
Allgemeinsymptome	73	95
Gelenke	56	90
Haut	57	81
Niere	44	77
Blut (Anämie)	35	58
zentrales Nervensystem	24	54
Schleimhaut	18	54
Verdauungsorgane	22	47
weibliche Geschlechtsorgane	12	46
Blut (Leukozytopenie)	9	43
Rippenfell	23	37
Lymphknoten	25	32
Herz	20	33
Gefäße	10	37
Lunge	9	17
Muskeln	7	15
Auge	5	15
Blut (Thrombozytopenie)	2	8
Milz	1	4

Derzeit angewandte Techniken, um Organbeteiligungen festzustellen

Wenn Ihr Arzt eine Organbeteiligung vermutet, wird er alle Diagnosemöglichkeiten ausschöpfen, um genau beurteilen zu können, welche Therapien und Medikamente Ihnen am besten helfen.

Für Schwangere gibt es zusätzlich besondere Verfahren:
die plazentare Dopplersonographie bei Gefahr einer Fehlgeburt und die fetale Echokardiographie, um einen Neugeborenen-Herzblock auszuschließen.

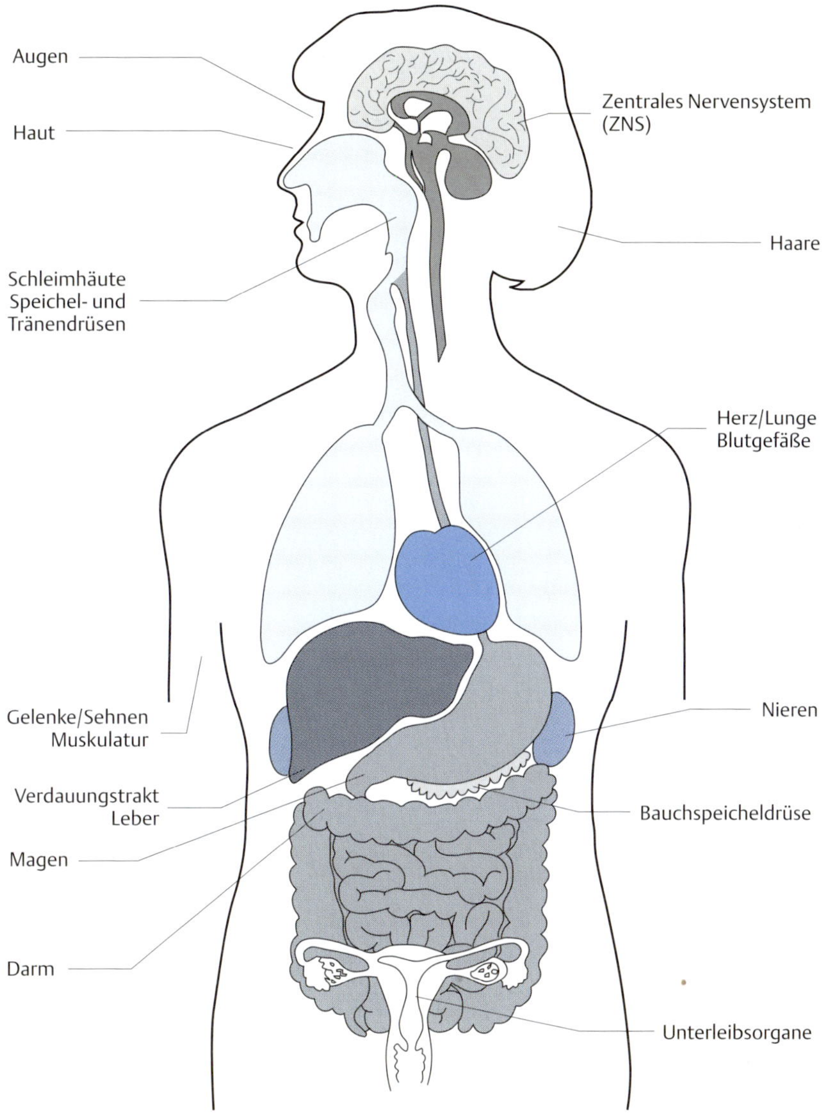

Organe und Bereiche des Körpers, die von Lupus betroffen sein können.

Tab. 3: Spektrum der Testverfahren zum Nachweis von Organschäden

Auch wenn Sie nicht immer wissen, was sich hinter den folgenden Bezeichnungen verbirgt, kann dieser Überblick eine Hilfe sein, indem er Ihnen als Gesprächsgrundlage bei den behandelnden Fachärzten dient. Deren Aufgabe ist es, Sie gründlich zu informieren und aufzuklären, bevor mit einer Untersuchung begonnen wird.

Organe/Syndrome	angewandte Testverfahren
Niere	Blut- und Urintests, Ultraschall, Nierenbiopsie
ZNS	Leistungstest, Lumbalpunktion, EEG, CT, MRT, SPECT, Angiographie
Lunge	Lungenfunktionsprüfung, Röntgen, HR-CT, bronchoalveoläre Lavage
Herz	Ultraschall, EKG, Echo
Gefäße	Blutuntersuchungen, EKG, Thallium-Szintigraphie bei Herzerkrankung, Koronarographie, Doppler-Ultraschall
Blut	Blutbild, Knochenmarkzytologie
Raynaud-Syndrom	Plethysmographie mit Kaltwassertest, Angiographie
Sjögren-Syndrom	Schirmer-Test, Lippenbiopsie
Arthritis	Arthrosonographie, Röntgen
Muskeln	Blutuntersuchung, Muskelbiopsie
Leber	Blutuntersuchung, Oberbauch-Ultraschall, Biopsie

Die Beteiligung von Knochen und Gelenken

Schmerzen und Entzündungen in Knochen und Gelenken werden für viele Betroffene irgendwann im Krankheitsverlauf zum Problem. Häufig treten einzelne Symptome schon eine geraume Weile vor dem eigentlichen Ausbruch von LE auf, sodass ein Zusammenhang oft erst im Nachhinein ersichtlich wird. Lupus schickt sozusagen seine „Helfershelfer“ los und lässt sich selbst Wochen, Monate oder gar Jahre Zeit, bis er sein Zielgebiet endgültig besetzt. Eine Kluft zwischen den ersten Symptomen und der Diagnose „Lupus“ schränkt therapeutische Möglichkeiten und Erfolgsaussichten ein.

Rheuma – eine Patientengeschichte

„Ich bin doch keine Oma!“
Marianne F., eine 17-jährige Schülerin, bekam plötzlich starke Schmerzen in allen Gelenken. Trotz verschiedener Arzttermine wurden die Beschwerden nicht besser. Erst nach langwierigen Untersuchungen konn-

ten die Mediziner ihr helfen. Doch die Diagnose war für das junge Mädchen ein Schock. Sie leidet unter einer systemisch entzündlichen Erkrankung: Rheuma oder Lupus. Marianne war entsetzt, denn sie hatte immer geglaubt, nur alte Menschen könnten betroffen sein. Der Facharzt erklärte ihr, dass es viele Formen von Rheuma gibt und bereits kleine Kinder daran erkranken.

Marianne wurde mit Kortison behandelt, was die Gelenkentzündung bald linderte. Als Reaktion auf die Präparate entwickelte sie jedoch ein „Vollmondgesicht“, sodass viele Mitschüler sie hänselten. Ihr Behandler stellte Mariannes Therapie auf eine kleinere Dosis Kortison sowie ein Basismedikament um. Bald fühlte sich die junge Frau besser und auch ihr Gesicht wurde wieder schmaler.

Die häufigsten Gelenkbeteiligungen

Gelenkbeteiligungen wie Gelenkschmerzen (Arthralgien) oder Gelenkentzündungen (Arthritis) sind die häufigsten klinischen Merkmale bei Lupus. Ärzte untersuchen bei Lupus-Patienten die Gelenke genau. Sie forschen nach Schwellungen, Rötungen und Flüssigkeitsansammlungen und stellen die Anzahl der entzündeten Gelenke fest. Finger, Handgelenke, Ellbogen, Schultern, Knie und Füße können betroffen sein, jedoch nicht immer symmetrisch.

Gelenkentzündungen und ein Absterben von Knochengewebe (Osteonekrose) sind bei Lupus die Hauptprobleme. Gelenkschmerzen können bereits viele Jahre vor dem Lupus-Ausbruch auftreten und werden zu Beginn der Erkrankung von über 56 Prozent als Symptom genannt.

Folgende Symptome können sehr ausgeprägt sein:
- Schwellung
- Rötung
- Druck- und Spontanschmerz
- Morgensteife

Manche Patienten berichten von unverhältnismäßig starken Schmerzen, obwohl der Arzt keine objektiven Zeichen feststellen kann, die diese belegen.

Über 90 Prozent der Lupus-Betroffenen leiden unter einer Beteiligung von Gelenken und Bewegungsapparat mit Schmerzen oder Entzündungen, während der gesamten Zeit ihrer Erkrankung.

Rhupus als Gelenkbeteiligung

Glücklicherweise haben nur 5 Prozent aller Lupus-Patienten Rhupus (Lupus und rheumatoide Arthritis zusammen). Die chronische Polyarthritis oder rheumatoide Arthritis geht in den meisten Fällen mit einer Deformierung der Gelenke einher.

Zur Unterscheidung zwischen SLE und rheumatoider Arthritis

Nicht jede Deformierung der Gelenke ist durch Rhupus verursacht. Manchmal täuschen Fehlstellungen eine Deformierung lediglich vor. Solche Fehlstellungen können durch Zerrungen, Bänderrisse oder Bänderdehnungen entstehen. Eine Gelenkzerstörung tritt bei reinem LE auch nach mehrjähriger Dauer nicht auf.

Die Unterscheidung zwischen SLE und rheumatoider Arthritis ist vor allem im Anfangsstadium der Krankheit meist problematisch. Von rückbildbaren Verformungen (Jaccouds Arthritis) kann jedoch auf LE geschlossen werden. Dazu werden die betroffenen Finger, Handgelenke oder Knöchel einfach gegen ein hartes Objekt gepresst.

Ursachen der Gelenkschmerzen

Meist werden die Schmerzen durch Flüssigkeiten ausgelöst, die aus der Blutbahn in die Gelenke wandern. Um mehr Informationen über den Charakter der Gelenkbeteiligung zu erhalten, kann der Arzt von dieser Flüssigkeit eine Probe entnehmen und sie untersuchen lassen. Die Behandlung erfolgt vorwiegend durch antientzündliche Medikamente (NSAR) und weniger durch Kortisongaben.

Bei jungen Menschen werden Gelenkschmerzen leider oft als Wachstumsschmerzen fehlgedeutet, sodass die Diagnose „Lupus“ oft verspätet erfolgt.

Osteonekrose und Osteoporose als Begleit- oder Folgeerkrankungen

Osteonekrose ist eine Skeletterkrankung bei Lupus, die den Knochen selbst befällt. Infolge einer Minderdurchblutung (Ischämie) stirbt Knochengewebe ab, was außerordentlich schmerzhaft sein kann. Manchmal muss sogar ein Knochen ersetzt werden. Die MRT ist die geeignetste, weil empfindlichste Technik, um Osteonekrose und Knochenbeteiligung bei SLE aufzuspüren. Osteonekrosen sitzen meist in den Hüften.

Osteoporose, die so genannte „Knochenbrüchigkeit", eine Ausdünnung der Knochen, also ein Schwund des festen Knochengewebes mit Vergrößerung der Markzwischenräume kann sich im Zug von LE entwickeln. Sie wird ebenfalls als Folge längerer Kortisoneinnahme beobachtet.

Kortison kann eine der Ursachen für Osteonekrose oder Osteoporose, Diabetes und Veränderungen an den Augen sein.

Die Beteiligung von Haut und Haaren

74 Prozent aller Lupus-Betroffenen weisen im Lauf ihrer Erkrankung irgendeinen Hautbefall auch ohne Organbeteiligung auf. Juckende Stellen, Entzündungen, Irritationen und die verstärkte Neigung zu blauen Flecken sind mögliche Anzeichen eines Lupus-Schubes. Hautveränderungen können überall am Körper verstreut vorkommen. Gesichtserytheme entwickeln sich bei nur ca. 40 Prozent der Betroffenen nicht immer gleich stark, sparen aber generell die Partie zwischen Nase und Mund aus (Nasolabialfalten).

Haarausfall – eine Patientengeschichte

„Mein Leben hat sich total verändert!"
Peter E., ein 26-jähriger Computerspezialist, litt seit einigen Monaten unter starker Lichtempfindlichkeit. Seine Augen tränten und die Haut wurde sofort rot und brannte, wenn er sich in der Sonne aufhielt. Hinzu kamen starke Schmerzen in den Gelenken, sodass er das Fußballspielen aufgeben musste.

Eines Tages bemerkte er, dass seine Haare verstärkt ausfielen. Er wandte sich an einen Dermatologen, der schließlich „Lupus" diagnostizierte. Sonnenbäder gehörten ab sofort für Herrn E. der Vergangenheit an. Auch seine alten Hobbies konnte er nicht wieder aufnehmen, sondern musste sich – privat und beruflich – stark umstellen. Seine Basistherapie: Kortison und ein Antimalariamittel.

Hautsymptome bei Lupus

Neben Lupus-typischen Hautsymptomen wie dem Schmetterlingserythem (siehe Seite 18) gibt es so unterschiedliche Hautmanifestationen, dass sie als das eigentliche Anzeichen des Lupus gelten.

Die Symptome variieren von nur kleinen, schmerzhaften Pickeln bis hin zu tiefen eitrigen Entzündungen (Furunkel), die bleibende Narben hinterlassen. Auch kleine Geschwüre in Mund, Nase und Vagina zählen dazu. Das Schmetterlingserythem ist eine akute, manchmal juckende oder brennende Schwellung und Rötung, die häufig durch Sonnenlicht ausgelöst wird.

Folgende Symptome können Lupus charakterisieren:
- Rötungen und spannende Haut
- Verfärbungen
- gefüllte Bläschen
- schmerzhafte und gerötete Fingerspitzen
- kleine Pickel auf Gesichts- und Kopfhaut
- Schuppenbildung
- spinnennetzähnliche Zeichnungen

Die meisten Hautveränderungen sind rote oder bläuliche Verfärbungen, die bei Schüben oder hormonellen Umstellungen stärker werden. Die Haut kann dabei jucken und brennen oder sich gar nicht bemerkbar machen. Leider hinterlassen manche dieser Hauterscheinungen unschöne Narben.

Allgemeine Lichtempfindlichkeit und Sonnenempfindlichkeit (Photosensitivität) können, müssen aber nicht Zeichen für LE sein.

Diagnose und Überwachung

Manche Hautärzte entnehmen kleine Biopsien der Haut zur Untersuchung. In der Probe sind häufig spezifische Ablagerungen erkennbar, das so genannte „Lupusband“. Die beschriebenen Hautveränderungen bilden sich meist zurück, wenn sich auch der allgemeine Gesundheitszustand des Patienten bessert.

Zeigt sich Lupus nur in Hautbefunden, sollten dennoch engmaschige Routineuntersuchungen stattfinden, um eine eventuelle Ausbreitung auf innere Organe rechtzeitig zu erkennen.

Haarausfall durch Lupus

Zu Haarausfall (Alopezie) kommt es entweder an bestimmten Stellen oder diffus über den ganzen Kopf verteilt. Es können jedoch auch einzelne abgebrochene Haare an der Stirn-Haar-Grenze auf aktiven Lupus hinweisen. Mögliche andere Auslöser sind Medikamente oder hormonelle Störungen. Wenn der Haarausfall schubabhängig ist, wachsen die Haare fast immer wieder nach.

Lupus kann auch einen kompletten Haarausfall bewirken, den Mediziner als „Alopecia totalis" bezeichnen. Diese akute Form breitet sich über den ganzen Kopf aus und führt zu vollständiger Kahlheit sowie zum Verlust der Wimpern, Brauen, Achsel- und Schamhaare sowie zu einer Unterversorgung der Nägel mit Nährstoffen (Dystrophie). Leider ist sie nur schwer behandelbar.

Veränderungen an den Nägeln

Es gibt einen „Lupusnagel", der weißlich verfärbt ist und am oberen Ende absteht, da sich dabei die Nagelplatte vom Nagelbett ablöst (Onycholyse).

Antimalariamittel können die Nägel grünlich verfärben. Linien auf dem Nagel können als Hinweis auf eine Nierenbeteiligung deuten.

Die Beteiligung der Nieren

Die Nieren sind zwei bohnenförmige Ausscheidungsorgane (Exkretionsorgane), die beiderseits der Wirbelsäule zwischen dem untersten Brust- und dem obersten Lendenwirbel an der Hinterwand des Bauchraums liegen. Sie werden als Exkretionsorgane bezeichnet, weil sie für die Ausscheidung von Stoffwechselprodukten zuständig sind, die der Körper nicht weiter verwerten kann und daher loswerden muss.

Daneben regeln die Nieren u. a. noch den Wasserhaushalt unseres Körpers und die Produktion bestimmter Hormone. Ihr reibungsloses Funktionieren ist lebenswichtig, sonst droht Harnvergiftung (Urämie), die, wenn sie nicht behandelt wird, zum Tod führt.

Eine Nierenentzündung (Nephritis) ist bei SLE neben Haut und Gelenkproblemen die am häufigsten vorkommende Organerkrankung. Bei ca. 77 Prozent der Patienten ist im Lauf der Erkrankung eine Nierenbeteiligung nachweisbar.

Lupus als Transplantationsgrund – eine Patientengeschichte

„Da half nur noch eins: die Transplantation!"
Udo T., ein 24-jähriger Medizinstudent, leidet unter SLE mit schwerer Nierenbeteiligung. Udos Nieren waren vom Lupus so angegriffen, dass er eine Nierenersatztherapie (Dialyse) brauchte. Dieses Verfahren kostete ihn mehrmals in der Woche viel Zeit und Kraft.

Auf ein Spenderorgan musste Udo T. länger warten. Als es endlich so weit war, reagierte der junge Mann überglücklich. Seit der Transplantation muss Herr T. starke Medikamente einnehmen, die verhindern sollen, dass die „fremde" Niere abgestoßen wird. Udo hat durch seine Krankengeschichte einen neuen Lebenssinn entdeckt und beteiligt sich seit kurzem intensiv an der Lupus-Forschung.

Lupus-bedingte Veränderungen an den Nieren

Bei der Lupus-Nephritis führt die Verbindung von Antikörpern und Antigenen zur Bildung von Immunkomplexen, die wiederum andere Proteine im Blut aktivieren: die Komplementfaktoren als Teil eines ganzen Systems zur Immunabwehr (siehe dazu die Ausführungen gegenüber).

Als Hinweise auf eine Nephritis gelten u. a.:
- hoher Blutdruck
- hohe Cholesterinspiegel
- Ödeme (Wasseransammlungen im Gewebe)
- Proteine im Urin

Diese und andere Anzeichen einer Nierenentzündung sollten immer sehr ernst genommen werden, da sie zu einer dauerhaften Funktionseinschränkung der Niere (Niereninsuffizienz) führen können, da die Abfallstoffe im Blut nicht mehr richtig entfernt werden. In diesem Fall ist eine regelmäßige Dialyse unvermeidbar. Die einzige Alternative zur Dialyse ist eine Nierentransplantation. Spenderorgane sind rar und auch die operativen und nachoperativen (postoperativen) Risiken sind nicht zu unterschätzen.

Die Behandlung einer Lupus-Nephritis hat sich in den letzten 20 Jahren erheblich verbessert. Dennoch geht die Suche nach effektiveren und weniger belastenden Therapien weiter. Frühzeitige Diagnose, individuell angepasste Behandlung und Anschlussbehandlung gewährleisten bei 80 bis 90 Prozent der Betroffenen eine normale Lebenserwartung.

Komplementfaktoren – die körpereigene Abwehr als Kettenreaktion

Das Komplementsystem spielt eine entscheidende Rolle bei den Abwehrvorgängen des Körpers gegen Viren und Bakterien. Es ist äußerst kompliziert und ergänzt die Immunreaktionen, es macht sie – wie der Name schon sagt – komplett. Das Komplementsystem setzt sich aus mehr als 20 Proteinen im Blutserum zusammen.

Immer wenn ein Fremdstoff ins Blut gelangt, der durch einen Antikörper gebunden wird, ruft dies das Komplementsystem auf den Plan. Sie können sich den Ablauf folgendermaßen vorstellen: Wenn der erste Stein umfällt (das Antigen wird durch den Antikörper gebunden) wirkt das wie der Anstoß einer Kette hintereinander aufgestellter Dominosteine, bis auch der Letzte gestürzt ist. Das Komplementsystem ist daran beteiligt, eingedrungene Bakterien zu beseitigen und infizierte oder anderweitig veränderte Zellen zu zerstören.

Unser Komplementsystem spielt bei vielen rheumatischen Erkrankungen und Abwehrvorgängen eine bedeutende Rolle. Das Fehlen oder die mangelhafte Produktion von Komplementfaktoren im Blut SLE-Kranker scheint auch genetischer Natur zu sein. Bei Verdacht auf Lupus-Aktivitäten ist es daher sinnvoll, die Komplementfaktoren zu bestimmen.

Weitere Auslöser für Nierenentzündungen

Nierenentzündungen können auch durch simple Infektionen oder Medikamente verursacht werden. Werden die betreffenden Medikamente abgesetzt, normalisiert sich die Nierenfunktion oft von selbst wieder.

Symptome bei Nierenbeteiligungen

Nephritis verursacht nur wenige Symptome, auch keine Rückenschmerzen oder etwa Brennen beim Wasserlassen. Viele Erkrankte klagen subjektiv kaum über Beschwerden.

Folgende Anzeichen können Warnsignale sein:
- Änderungen in der Häufigkeit des Wasserlassens, vor allem nachts
- Schwellungen in einigen Teilen des Körpers, insbesondere an Knöcheln, Fingern und um die Augen
- verringerter Appetit
- starke Müdigkeit oder Abgeschlagenheit

- Kopfschmerzen
- Konzentrationsstörungen
- blutiger oder kaffeefarbener Urin
- schäumender Urin
- steigender oder hoher Blutdruck
- Störungen des Knochenstoffwechsels

Bei einigen Lupus-Patienten ist die Niere angegriffen, obwohl sie selbst nichts davon bemerken. Zur Pflege Ihrer Niere sollten Sie täglich mindestens 2 bis 3 Liter trinken, sich salzarm ernähren und den Blutdruck öfter kontrollieren, sodass er generell unter 120/80 bleibt. Nierenerkrankungen bei Lupus gehören immer in Spezialistenhände!

Die Diagnose von Nierenbeteiligungen

Urinuntersuchungen sind für Sie schmerzlos und sollten regelmäßig durchgeführt werden, um eine Nierenbeteiligung auszuschließen. Dazu benötigt Ihr Arzt eine Urinprobe von Ihnen, die morgens genommen werden soll. Der Urin sollte so bald wie möglich nach Abgabe im Labor untersucht werden. Je schneller das geschieht, umso weniger Bakterien können sich zwischenzeitlich darin vermehren. Eine Sammlung von Urin über 24 Stunden zeigt den Proteinverlust im Urin und die Entfernung des Abfallprodukts Kreatinin an. Diese sollte bei Verdacht auf Nierenprobleme bei Lupus-Betroffenen vorgenommen werden.

Achtung: Bei Frauen mit Menstruationsblutungen ist der Laborwert nicht so aussagekräftig, denn Blut im Urin gilt als Entzündungszeichen.
Übrigens können Blasenentzündungen ähnliche Symptome wie eine Lupus-Nephritis hervorrufen, müssen aber ganz anders behandelt werden.

Die Schwere der Nierenerkrankung wird aus einem Schema nach WHO-Kriterien (Kriterien der World Health Organisation/Weltgesundheitsorganisation, Klassen 1 bis 5) ersichtlich. Die Einstufung erfolgt nach genauer Analyse aller Daten.

Was Sie selbst zum Schutz Ihrer Nieren tun können

Regelmäßige Untersuchungen des Urins sollten bei allen Lupus-Patienten in Abständen von 3 bis 6 Monaten durchgeführt werden. Versäumen Sie diese Termine im Interesse Ihrer Gesundheit nicht.

Achten Sie zwischen den Kontrolluntersuchungen auch selbst auf die oben beschriebenen Veränderungen Ihres Urins: die Farbe (rötlich bei Blutbeimengungen), Form (schäumend bei Eiweiß) und auf die Ausscheidungsmenge, die in etwa der getrunkenen Menge entsprechen sollte.

Zusätzliche Untersuchungen zur Diagnosesicherung

Bei Verdacht auf Nierenbeteiligung sollten Ihre Nieren immer mit Ultraschall untersucht werden. Eine sichere Diagnose, ob die Nieren tatsächlich betroffen sind, ist jedoch nur durch Gewebeentnahme (Biopsie) möglich. Der Fachmann (Nephrologe) nimmt sie in der Klinik vor. Dabei wird ein winziges Stück der Niere mit einer feinen Nadel entfernt und anschließend feingeweblich untersucht. Biopsien dienen der Diagnosebestätigung und Therapieentscheidung.

Hotline für Nierenkranke

Für SLE-Betroffene, die unter Nierenbeteiligung leiden, steht eine Telefonnummer, (08 00) 2 48 48 48, mit Informationen „rund um die Niere“ zur Verfügung, die gebührenfrei jeden Mittwoch von 16.00 bis 18.00 Uhr abgerufen werden können. Hier erhalten Sie kompetente Auskünfte vom Bundesverband der niedergelassenen Nephrologen (Nierenspezialisten) zu Prävention und Früherkennung, zu Nierenkrankheiten, Risiken für die Nieren, Dialyse- und Feriendialysebehandlung, Nierentransplantationen, Organspende oder Lebendspende.

Probleme mit der Nebennierenrinde

Beteiligungen der Nebennierenrinde kommen bei reinem SLE selten vor, anders jedoch z. B. bei sekundärem Antiphospholipid-Antikörpersyndrom (APS, siehe dazu auch Seite 139). Da durch die Nebennierenrinde der lebenswichtige Kortisolausstoß erfolgt, können Funktionsstörungen der Nebennierenrinde für APS-Patienten bei Stress lebensbedrohlich werden.

Die Beteiligung des Bluts

Wenn Lupus beim Blut „mitmischt“, kann das ebenfalls auf unterschiedlichste Art geschehen. Antikörper, die SLE-Patienten produzieren, nehmen die Blutzellen (rote oder weiße Blutkörperchen sowie Blutplättchen

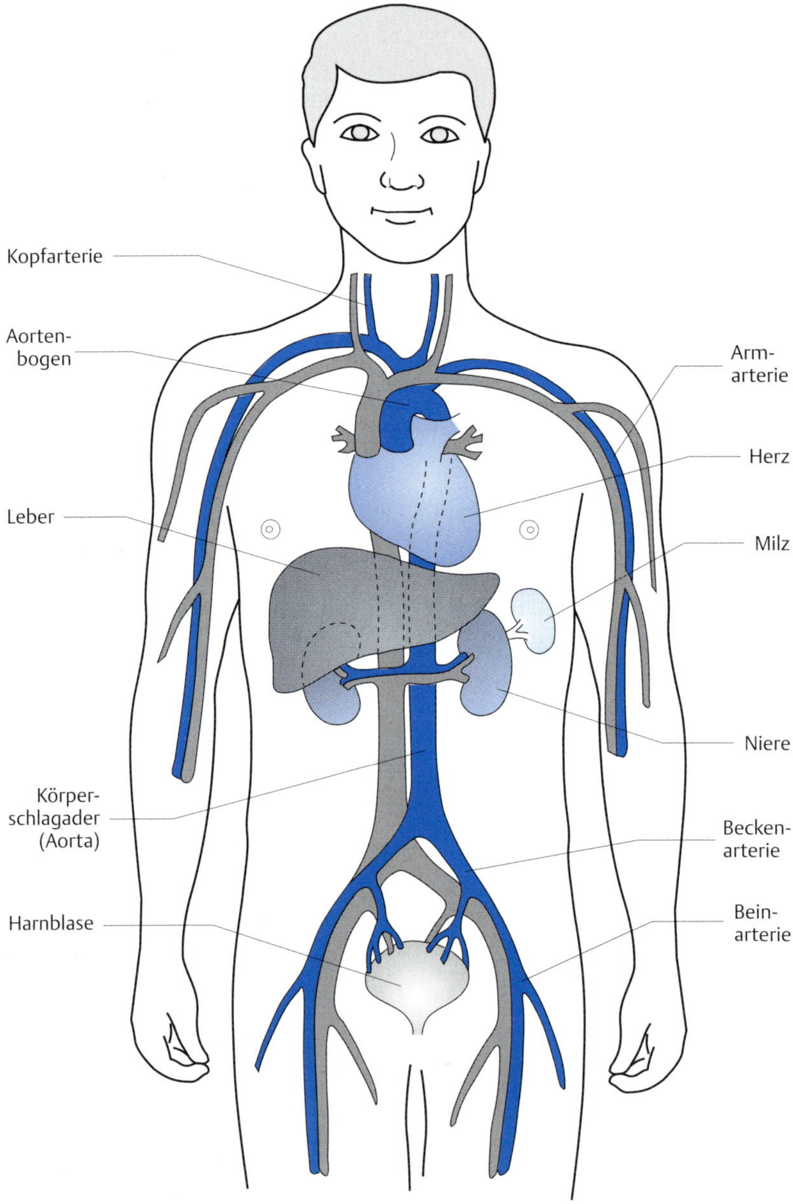

Das Schema des Blutkreislaufs (Venen grau, Arterien farbig).

ins Visier. Es kann dabei zur Bildung von Gerinnseln oder zu einer Entzündung von Gefäßen kommen. Den lebensbedrohlichen Konsequenzen lässt sich auch hier nur durch eine frühzeitige Erkennung vorbeugen.

Veränderungen unterschiedlicher Blutzellwerte

Wenn sich die Antikörper gegen Blutzellen richten, kann das zu einem Absinken funktionell wichtiger Blutzellwerte führen und dies wiederum zu teilweise erheblichen Beeinträchtigungen Ihrer Gesundheit.

Als Gründe für solche Prozesse kommen z. B. Antikörper infrage, die Folgendes hervorrufen können:

- Anämie
  Sie entsteht, wenn im Blut der Farbstoff der roten Blutkörperchen (Hämoglobin) und/oder der Anteil der roten Blutkörperchen selbst (Erythrozyten) gering ist.
  - chronische Entzündungen
  - Eisenmangel durch Blutverlust (z. B. bei starken Regelblutungen) oder durch Einnahme von Medikamenten (z. B. entzündungshemmende NSAR)
  - Antikörperbildung gegen rote Blutkörperchen (Coombs-positive Anämie)

- Leukozytopenie
  Diese krankhafte Verminderung der weißen Blutkörperchen (Leukozyten) stellt ein zusätzliches Risiko für Infektionen dar.
  - Lupus-Schübe
  - verordnete Medikamente (z. B. Imurek oder Endoxan)

- Thrombozytopenie
  Die zur Blutstillung erforderlichen Blutplättchen sind nicht mehr in ausreichendem Maß vorhanden. Dies kann auch ein Zeichen des Antiphospholipid-Antikörper-Syndroms sein. Andere Ursachen:
  - Schübe
  - verordnete Medikamente

Arteriosklerose als Begleiterkrankung

Die umgangssprachliche Bezeichnung „Arterienverkalkung" bringt es auf den Punkt. Es handelt sich um eine fortschreitende Verhärtung oder Verengung der Arterien, hauptsächlich durch hohes Cholesterin sowie durch Kalkablagerungen an den Gefäßen.

Entzündete Gefäße neigen außerdem stärker zu solchen Ablagerungen. Leider können auch Medikamente, die zur Behandlung von Lupus eingesetzt werden, arteriosklerotische Prozesse beschleunigen.

Thrombosen und Embolien

Blutgerinnsel (Thromben) können bereits bei ganz jungen Patienten zum teilweisen oder vollständigen Verschluss von Blutgefäßen (Thrombosen), zur Lungenembolie, Herzinfarkten oder Schlaganfällen führen.

Entzündungen im Bereich der feinsten arteriellen Blutgefäße (Vaskulitis), Arteriosklerose und Antiphospholipid-Antikörper-Syndrom (siehe dazu auch Seite 149) erhöhen die Wahrscheinlichkeit von Thrombosen oder Embolien.

Lupus-Betroffene sollten regelmäßig ihr Blutbild (siehe dazu auch den Exkurs „Für Interessierte", Seite 49) bestimmen lassen. Patienten mit niedrigen Werten für weiße oder rote Blutkörperchen sowie Blutplättchen benötigen oft Kortison, um die Produktion der Antikörper gegen Blutzellen zu stoppen.

Die Beteiligung des zentralen Nervensystems

Das zentrale Nervensystem (ZNS) besteht aus dem Hirn (einschließlich Hirnstamm) und Rückenmark und kann bei SLE vielfältig betroffen sein. Woher ZNS-Beschwerden bei Lupus im Einzelfall kommen, ob von der Erkrankung selbst, den Nebenwirkungen der Medikamente, von Infektionen oder Zweiterkrankungen, ist fast nie sicher abzugrenzen.

Auf eine Beteiligung des Zentralnervensystems können sehr unterschiedliche Symptome hinweisen. Dazu zählen

- Krampfanfälle (ähnlich der Epilepsie)
- Migräne
- Konzentrationsschwäche
- Merkfähigkeitsstörungen

ebenso wie

- Schlaganfälle bei jungen Frauen
- Psychosen
- Wesensveränderungen mit depressivem Charakter

Neuropsychiatrische Störungen

Die Neuropsychiatrie ist der Zweig der Medizin, der sich mit den Zusammenhängen zwischen gestörten seelischen Vorgängen und der Gehirnfunktion befasst. Dies schließt auch Störungen der geistigen und intellektuellen Abläufe mit ein. Die einschlägige Forschung beschäftigt sich mit der Erkennung, den Ursachen, der Systematik und Behandlung aller krankhaften Abweichungen auf diesem Gebiet.

Lupus-Betroffene sind auch hier einem breiten Spektrum von Beeinträchtigungen ausgesetzt. Die folgende Übersicht listet die wichtigsten ZNS-Störungen (absteigend) in Prozent auf.

Tab. 4: Anteil der ZNS-Störungen bei Lupus in Prozent

	Erkennbare Störungen	%
1.	Psychosen, Depressionen, Demenz (Intelligenzmangel aufgrund organischer Hirnschädigung)	bis 60
2.	Krampfanfälle (große, generalisierte)	bis 40
3.	Hirnnervensymptome	bis 30
4.	Lähmungen durch Hirninfarkte	bis 20
5.	Koordinationsstörungen des Kleinhirns (z. B. Schwindel)	bis 20
6.	Rückenmarksveränderungen	bis 10
7.	Polyneuropathien (Kribbeln oder Schmerzen in Zehen, Füßen und Fingern)	bis 10
8.	Myopathien (gesteigerte Ermüdbarkeit beanspruchter Muskelgruppen, PNS)	bis 10

Symptome bei ZNS-Problemen

Neuropsychiatrische Störungen sind häufig ein erstes Anzeichen für SLE und das Sjögren-Syndrom (siehe dazu Seite 137). Manche Betroffene suchen gleich zu Beginn ihrer Erkrankung einen Psychiater oder Neurologen auf. Einige dieser Patienten müssen sogar stationär aufgenommen werden, bevor sich herausstellt, dass sie an Lupus mit ZNS-Beteiligung leiden.

In jüngster Zeit vermuten einige Wissenschaftler, dass sich bei SLE zuerst Veränderungen im zentralen Nervensystem herausbilden.

Leichte neuropsychiatrische Störungen sind bei bis zu 80 Prozent der Lupus-Patienten vorhanden. ZNS-Beteiligungen treten besonders gehäuft in den ersten zwei Krankheitsjahren auf. Sie können auch nur teilweise durch neuropsychologische Tests erfasst werden.

Psychiatrische und neurologische Symptome

Das Symptombild bei Lupus mit ZNS-Beteiligung ist oft gekennzeichnet durch die Kombination mehrerer psychiatrischer und neurologischer Symptome:

psychiatrische Symptome

- depressives Verhalten
- Angst
- Wut
- Aggressivität
- Wahnvorstellungen
- Persönlichkeitsstörungen
- Merkfähigkeits-, Konzentrations- und Wortfindungsstörungen
- Halluzinationen
- Gedächtnisstörungen bis hin zur Demenz

neurologische Symptome

- zentrale Durchblutungsstörungen in allen Körperbereichen (Schlaganfall, Apoplexie)
- Karpaltunnelsyndrom (Folge: Muskelschwund am Handwurzelkanal)
- Krampfanfälle (Epilepsie)
- Absencen (kurze Bewusstseinstrübungen)
- Ohnmachten
- Nervenleitbahnstörungen
- Kopfschmerzen und Migräne
- PNS oder Bewegungsstörungen
- Meningitis (Hirnhautentzündung)
- Lähmung der Gesichtsnerven
- Hörsturz
- Tinnitus („Ohrensausen/Ohrenklingen")
- kurzfristige und vorübergehende Lähmungen

Untersuchungen bei Verdacht auf neuropsychiatrisch wirksamen SLE

Sämtliche der angewandten Verfahren hier aufzuführen und näher zu beschreiben würde den Rahmen dieses Ratgebers sprengen. Daher werden die wichtigsten herausgegriffen und kurz vorgestellt:

- Zunächst wird man die üblichen Blutuntersuchungen durchführen, um Infektionen auszuschließen. Zusätzlich kann eine Punktion von Rückenmarksflüssigkeit (Liquor) vorgenommen werden. Sie eignet sich besonders zum Nachweis von Antikörpern, u. a. Antikardiolipin-Antikörpern (siehe dazu auch Seite 140).

- Mit Ultraschall (Dopplersonographie) sieht sich der Fachmann den Zustand der Gefäße an. Er beurteilt u. a. die Gefäßwände und die Durchgängigkeit der Gefäße. Mehr noch als SPECT und PET bieten CT und MRT die besten Informationsquellen, um vom Großhirn ausgehende (zerebrale) Durchblutungsstörungen, Blutungen im Gehirn und andere Hirnerkrankungen (z. B. Tumore) auszuschließen.

- Mit dem EEG wird der Verlauf der Hirnaktionsströme aufgezeichnet, die Psychometrie erfasst Merkmale der Persönlichkeitsstruktur. Die gewonnenen Daten liefern Hinweise auf Veränderungen im Gehirn sowie auf Krampfpotenziale.

- Das Echo und EKG dient der Herzuntersuchung, bei der Magnetresonanz-Angiographie werden Herz und Lungengefäße mithilfe eines jodhaltigen Kontrastmittels überprüfbar.

- Die Elektroneurographie (ENG) wird zur Untersuchung der Nervenbahnen und zur Bestimmung der Nervenleitgeschwindigkeit (NLG) eingesetzt, die Elektromyographie (EMG) zur Muskeluntersuchung.

- Seh- oder Hörnervenuntersuchungen beim Augen- und HNO-Arzt.

- Daneben kann eine Anzahl psychologischer Tests und Testreihen zur Verdachtserhärtung mit herangezogen werden.

Die medikamentöse Behandlung und mögliche Nebenwirkungen

Je nach Intensität und Gefährlichkeit der neuropsychiatrischen Symptome sind auch die verordneten Präparate bei höherer Dosierung über einen längeren Zeitraum entsprechend „intensiv und gefährlich“. Die Gefahr liegt hier in den teilweise massiven Nebenwirkungen, die sich auch durch gezielten Wechsel der Medikation nicht völlig beseitigen lässt.

So kann es bei der Einnahme von Kortison beispielsweise zu Psychosen oder auch zu Hirnschwund (Hirnatrophie) kommen.

Achtung: Nehmen Sie die regelmäßigen Kontrolltermine beim Facharzt unbedingt wahr. Nur so hat Ihr Behandler die Möglichkeit, Nutzen und Risiken seiner Verordnungen immer wieder sorgfältig abzuwägen und für eine optimale medikamentöse Einstellung zu sorgen. Planen Sie für diese Checks genügend Zeit ein – als lohnende Investition in Ihre Gesundheit und das eigene Wohlbefinden.

Zu den Ursachen neuropsychiatrischer Störungen

Sie haben es wahrscheinlich schon erraten: Die Ursachen sind – typisch für Lupus – genauso vielfältig wie die beschriebenen Störungen selbst.

Müdigkeit, Angst und depressive Verstimmungen können reaktiv sein, also eine Reaktion auf die außergewöhnliche Belastung, die Lupus bereitet. Für Gefäßerkrankungen sind zirkulierende Immunkomplexe (mehr dazu im Infokasten „Immunkomplexe“, Seite 61) verantwortlich. Psychosen und Depressionen werden als direkte Antikörpereffekte gesehen. Antikörper und Immunkomplexe lassen sich auch als Ursachen für Demenz ausmachen. Zu Schlaganfällen kann es durch Thromben bei Gerinnungsstörungen kommen. Bei Krampfanfällen erscheint es den Wissenschaftlern noch fraglich, ob Antikörper oder Immunkomplexe die Auslöser sein können.

Gedächtnis-, Konzentrations- und Wortfindungsstörungen können bei Lupus kommen und gehen. Oft stehen sie jedoch im Zusammenhang mit Schüben. Psychische Entlastung und Ermutigung wird für Sie in jedem Fall sehr wichtig sein. Im Lauf ihrer Krankheit entwickeln die Betroffenen ein gutes Zeitgefühl für aktive Perioden und Ruhephasen, sie werden allmählich für die Vorgänge im eigenen Körper sensibilisiert.

Lupus-Erkrankte – ein Fall für den Psychiater?

Jüngste neuropsychiatrische Testreihen haben bei mehr als 1 000 Lupus-Patienten eine Reihe offenbar typischer psychologischer Probleme nachgewiesen. Allen Betroffenen gemeinsam sind Veränderungen in bestimmten Bereichen, die sich im sozialen Leben sehr nachteilig auswirken.

Die Forscher haben Folgendes festgestellt:

- eine Abnahme von
  - Selbstsicherheit
  - Selbstwertgefühl
  - Stressverarbeitungsfähigkeit
  - Merk- und Konzentrationsfähigkeit
  - verbalen, visuellen und auditiven Hirnleistungen (Sprach-, Seh- und Hörfähigkeit)
  - Relativierungsfähigkeit (Fähigkeit, die Dinge in ausgewogenem Verhältnis zueinander zu sehen)
  - Bagatellisierungsfähigkeit (Fähigkeit, etwas als unbedeutend zu betrachten bzw. zu behandeln)

- eine Zunahme von
  - Kontrollbedürfnis
  - gedanklicher Beschäftigung mit der Erkrankung
  - Selbstbeschuldigungen und -vorwürfe
  - Unfähigkeit, innerlich „abzuschalten“
  - Konfliktunfähigkeit
  - Tendenz zu Ängsten und Panikattacken
  - Depressionen

Nach dieser Aufzählung möchte ich Ihnen die Antwort auf die bewusst provokante Frage in der Überschrift nicht schuldig bleiben. Vielleicht haben Sie den folgenden Stoßseufzer eines Angehörigen oder alten Freundes selbst schon zu hören bekommen: „Ich verstehe gar nicht mehr, was mit dir los ist. Du bist allmählich ein Fall für den Psychiater!“

Nein, so einfach ist es nicht! Lupus ist eine Krankheit, die den Betroffenen auch geistig-seelisch Enormes abverlangt, LE ist eine echte Herausforderung. Sie besteht darin, sich von der Vielfalt der Symptome und Einschränkungen nicht unterkriegen zu lassen, sich selbst nicht aufzugeben und an der Zukunft zu „basteln“, gerade in Phasen, die besonders düster aussehen.

Krankheitsverarbeitung und -bewältigung sind in erster Linie Ihre Aufgabe. Auch der beste Freund, die beste Freundin und der liebste Partner können nicht allen Schmerz auffangen, den Sie durch die Diagnose und Behandlung von Lupus erfahren. Es ist wichtig, dass Ihnen jemand zuhört, doch jeder Mensch hat seine Grenzen.

Therapeutische oder auch seelsorgerliche Hilfe in Anspruch zu nehmen kann ein Weg sein, sich „das Herz leicht zu machen“ und die Dinge wieder in objektiverem (hellerem!) Licht zu sehen. Scheuen Sie sich also nicht, solche Hilfe zu suchen, wenn Sie das Gefühl haben, es allein nicht mehr zu schaffen.

Die Psyche im Teufelskreis der Symptome

Herabgesetzte Leistungsfähigkeit und problematische Stressverarbeitung hängen bei Lupus zusammen und sind wahrscheinlich ausschlaggebend für ein sehr aktives Immunsystem mit gesteigerter Antikörperproduktion.

Merkfähigkeits- und Konzentrationsschwäche sowie eine erhöhte Ablenkbarkeit führen zu intensiverem Stresserleben und dies wiederum zu Schwierigkeiten in der geistigen Verarbeitung, womit sich der Teufelskreis für die Betroffenen schließt.

Neueste Forschungsberichte enthalten Hinweise darauf, dass die psychischen Veränderungen zum großen Teil durch hirnorganische Prozesse ausgelöst werden, die durch Veränderungen in den Mikrogefäßen zustande kommen.

Lupus als Wegbereiter für Depressionen

Die zahlreichen Symptome von Lupus und daraus resultierende Ängste belasten die Erkrankten und ihre Angehörigen. Unverständnis der Umgebung, Angst vor Verschlimmerung und Schüben, vor Abhängigkeiten, Überforderung, Erschöpfung und Leistungseinbußen verstärken die negative Grundempfindung. Entsprechende Erfahrungen im Alltag lassen das Selbstwertgefühl sinken. Als größtes Problem schildern viele Betroffene, nicht mehr den Normen und Erwartungen der Umwelt gerecht werden zu können, da ihre Leistungsfähigkeit tatsächlich eingeschränkt ist. So ist der Weg in eine Depression häufig bereits gebahnt.

Zeichen einer Depression

Depressionen können sich durch eine verwirrende Fülle unterschiedlicher Vorzeichen ankündigen, sodass auch Betroffene sie zunächst nicht richtig einordnen.

Depressionen – oft unbehandelt und kontrovers diskutiert

LE-Betroffene neigen – ähnlich anderen chronisch Erkrankten – stärker als gesunde Menschen zu Depressionen. Bei bis zu 50 Prozent aller Lupus-Kranken liegt irgendwann eine Depression vor, die oft gar nicht oder zu spät behandelt wird, obwohl sie als solche erkannt wurde.

Die Betroffenen selbst glauben häufig nur deshalb depressiv zu sein, weil sie krank sind. Auch viele Ärzte sind der Auffassung, dass es sich dabei um eine reaktive Antwort auf die chronische Erkrankung handelt, andere hingegen vermuten, dass Gefäßveränderungen oder immunologische Vorgänge im Gehirn für die Depressionen verantwortlich sind. So ist das Thema nicht nur in Fachkreisen noch umstritten, ohne dass die Wissenschaft bisher der Lösung des Rätsels weiter auf die Spur kommen konnte.

Traurigkeit und Schwermut, Weinkrämpfe (oft ohne erkennbaren Anlass), Schlaflosigkeit oder unruhiger, nicht erholsamer Schlaf, vermehrtes Schlafbedürfnis, Appetitverlust oder ständiger Hunger, Unruhe, Ängstlichkeit, Reizbarkeit, Schuldgefühle, Gewissensbisse, verringertes Selbstwertgefühl, Konzentrationsschwäche, mangelndes Erinnerungsvermögen, Gedächtnisprobleme, Unentschlossenheit, mangelndes Interesse an Dingen, die Sie vorher genießen konnten (z. B. Sex), Kopfschmerzen, Herzrasen, verstärkte Schmerzen, Verstopfung, Durchfall – dies sind noch nicht alle Hinweise auf eine sich anbahnende Depression bei Lupus.

Als depressiv gilt, wer über mehrere Wochen unter depressiver Stimmung mit Schlaf- oder Appetitstörungen leidet und dies zusammen mit ein bis zwei anderen charakteristischen Anzeichen den Lebensrhythmus des Betroffenen empfindlich stört.

Therapiemöglichkeiten für ZNS-Lupus

Bei nicht übermäßig aktivem LE sind Antimalariamittel und Antidepressiva in der Behandlung von neuropsychiatrischem Lupus nützlich.

Schwere Depressionen bewirken oft Gefühle von Hoffnungs- und Hilflosigkeit bis hin zu Lebensmüdigkeit. In allen größeren Städten hat man deshalb Krisenzentren eingerichtet mit der Aufgabe, Lebensmüden Halt und Ermutigung zu geben.

In den USA werden zur Lupus-Behandlung derzeit hormonelle Medikamente (z. B. DHEA) ausprobiert, die kognitive Beeinträchtigungen (Abnahme von Gedächtnisleistungen) beheben helfen. Spezielle Gedächtnis- und Atemtherapien können die Sauerstoffversorgung des Gehirns unterstützen und so das Allgemeinbefinden verbessern.

Fibromyalgie (siehe dazu Seite 149) beinhaltet häufig auch neuropsychiatrische Störungen und sollte daher als Zweiterkrankung bei Lupus-Patienten mit ZNS-Problemen betrachtet werden.

Lassen Sie sich nicht einreden, Sie seien „verrückt“ oder einfach nur reaktiv depressiv, wenn Sie unter psychiatrischen und neurologischen Beschwerden leiden. Forschen Sie mit einem Arzt Ihres Vertrauens hartnäckig nach Ursachen und Linderungsmöglichkeiten.

Spezielle Beteiligungen im Kopfbereich

Auch am Kopf hat Lupus gleich mehrere Zielorte, um seinem Wirken im Körperinnern Ausdruck zu geben. Kopfschmerzen und Migräne müssen kein Hinweis auf Lupus sein, aber sie können es. Die Probleme um Augen und Ohren treten natürlich auch völlig unabhängig von Lupus auf und haben dann ganz andere, mal mehr, mal weniger harmlose Ursachen. Vor allem lästige Symptome im Bereich des Mundes werden sehr häufig fehlgedeutet, solange sie die einzige Manifestation von LE darstellen.

Kopfschmerzen als Zeichen von Lupus

Kopfschmerzen und Migräne sind ein bedeutsames Symptom bei SLE, über 68 Prozent der Betroffenen leiden unter chronischem Kopfschmerz. Gefäßbedingte Kopfschmerzen scheinen dabei etwas häufiger zu sein als Verspannungskopfschmerz. Lupus kann mit Kopfschmerzen beginnen, was bei Frauen öfter der Fall ist als bei Männern.

Für Lupus-Patienten gilt: Lassen Sie neu auftretende Kopfschmerzen jeglicher Art von Ihrem Arzt sehr gründlich untersuchen. Extrem starke Kopfschmerzen sollten durch einen Spezialisten abgeklärt werden, denn auch kleine Schlaganfälle oder erhöhter Hirndruck können die Schmerzen auslösen.

Einteilung des Lupus-Kopfschmerzes

Der Kopfschmerz bei Lupus lässt sich je nach Art und Ausdrucksform wie folgt unterscheiden:

- Verspannungskopfschmerzen (am häufigsten), beidseitig mit Druck- oder Engegefühl
- „gewöhnliche“ Migräne mit hämmerndem Schmerz auf einer Seite für Stunden oder Tage
- „klassische“ Migräne mit Übelkeit, hellen Lichtern, Linien, Mustern, Sehstörungen
- kurzzeitiger, krampfartiger Kopfschmerz, bei Männern oft um die Augen oder von Wangen bis Stirn
- sonstiger Kopfschmerz (vielfach psychisch bedingt)

Kopfschmerzen als Lupus-Vorboten

Bereits viele Monate vor Beginn von Lupus klagen Patientinnen über weiße Lichtblitze im Gesichtsfeld und allgemeine starke Kopfschmerzen. Schwäche, Antriebslosigkeit, schmerzhafte Licht- und Lärmempfindlichkeit, Gesichtsblässe, Schüttelfrost, Gereiztheit und intellektuelle Störungen, z. B. Konzentrations-, Lese-, Schreib- und Sprachschwierigkeiten, verschwommenes Sehen und Übelkeit sind die Hauptmerkmale dieses Lupus-Kopfschmerzes.

Führen Sie einen „Kopfschmerzkalender“ (Tag, Stunde, Lokalisation, Art, mögliche Ursache), den Sie einem Kopfschmerzspezialisten (Neurologen) vorlegen, damit er, je nach Art des Kopfschmerzes oder der Migräne, gezielt die beste Therapie für Sie erarbeiten kann.

Die Behandlung der Kopfschmerzen bei Lupus

Zufriedenstellende medikamentöse Therapien gibt es leider bisher für die meisten Betroffenen noch nicht. Wissenschaftler beschäftigen sich gegenwärtig mit der Frage, ob Krämpfe der Gehirnarterien die hartnäckigen Lupus-Kopfschmerzen verursachen. Fortschritte in dieser Richtung könnten die ersehnte Hilfe einleiten.

Alle klassischen Medikamente gegen Lupus (z. B. Kortison, NSAR, Basistherapeutika oder ASS) sind die Mittel erster Wahl. Als Mittel zweiter

Wahl bei schweren Spannungskopfschmerzen gelten Kodein oder Valium. Bei vielen Migräneanfällen erweisen sich Betablocker oder niedrig dosiertes Amitriptylin, Methysergid oder Ergotamine als nützlich. Ein neues Mittel zur Behandlung schwerer Migräne ist Sumatriptan.

Lupus-Effekte auf die Augen

Bei Lupus mit Sjögren-Syndrom oder nephrotischem Syndrom kommt es manchmal zu Schwellungen (Ödemen) der Lider. Häufigstes Symptom bei gleichzeitigen Vaskulitiden sind die so genannten „Baumwollflecken" auf der Netzhaut: Teile der Netzhaut, die durch Sauerstoffunterversorgung und vermindertem Blutfluss ödematös geworden sind. Netzhautveränderungen können ein Indiz für Schübe sein. Veränderungen der Sehschärfe werden außerdem durch eine Verengung der arteriellen Blutversorgung hervorgerufen.

Linsentrübung und „trockenes Auge"

Beide gelten als bekannte Begleiter im Leben von Lupus-Betroffenen. Beruhigend sind hier die guten Behandlungsmöglichkeiten und dass die Symptome Ihnen zwar lästig, jedoch beherrschbar bleiben.

Linsentrübungen (grauer Star) haben unterschiedliche Ursachen und nicht zwangsläufig eine Verbindung zu Lupus. Manche sind angeboren, andere entstehen durch Kalkablagerungen oder als Folge von Hautleiden (z. B. Neurodermitis), von Zuckerkrankheit (Diabetes mellitus), von Operationen (z. B. Entfernung der Nebenschilddrüsen) oder Muskelkrämpfen (Myotonie), oder als Folge von Kortison.

Wenn bei Ihnen eine Linsentrübung festgestellt wird, müssen Sie dies nicht wie ein unabänderliches Problem hinnehmen. Mit Medikamenten lässt sich die Krankheit im Allgemeinen gut in Schach halten.

- Das „trockene Auge" (Keratitis sicca oder Keratokonjunktivitis) kann ein Zeichen sein, dass Sie unter einem sekundären Sjögren-Syndrom (mehr dazu Seite 137) leiden. Gegen trockene Augen muss künstliche Tränenflüssigkeit in möglichst kurzen Abständen geträufelt werden. So können Sie verhindern, dass Austrocknung Ihren Augen zusätzlich schadet.
- Der Befall des zentralen Nervensystems (ZNS-Beteiligung) kann eine Rückbildung der Sehnerven, ein Zittern des Augapfels (Nystagmus)

oder sogar die Lähmung der verschiedenen, die Augenbewegungen kontrollierenden Muskeln bis hin zu Blindheit verursachen.

- Netzhautprobleme können zu Blutungen oder Blutgefäßverschlüssen in der Netzhaut führen. Leider neigen einige Betroffene dazu. Netzhautblutungen sind gefährlich, da sie die Sehkraft verringern und schlimmstenfalls zu Erblindung führen können. Mit Laserverfahren ist es möglich, sickernde Blutgefäße zu verschließen, sodass eine aufwändige Operation nicht immer nötig ist. Die Therapie am Auge richtet sich nach der Krankheitsaktivität.

Maßnahmen zum Schutz der Augen bei Lupus

Dazu zählen nicht-spezielle Lupus-Medikamente, denn auch sie bergen Gefahren für das Auge. Nur eine intensive und vertrauensvolle Zusammenarbeit mit Ihren Behandlern kann die Risiken gering halten.

Längere Behandlungen mit Antimalariamitteln (z. B. Resochin oder Quensyl) rufen gelegentlich Veränderungen an der Netzhaut hervor, die manchmal auch nach Absetzen des Medikaments bestehen bleiben. Die Therapie mit Kortikosteroiden (Kortison) kann zu erhöhtem Augendruck/ Glaukom (grüner Star) führen. Hier ist besondere Vorsicht bei familiärer Disposition, also der Neigung zu Glaukomen, geboten.

Achtung: Lassen Sie daher Ihre Augen immer in Abständen von nicht mehr als einem Jahr untersuchen. Bei Therapien mit Antimalariamitteln und Kortison verkürzt sich die Kontrollfrist je nach Dosierung der Präparate auf 3 bis 6 Monate.

Lupus als Ursache für Ohrprobleme – eine Patientengeschichte

„Plötzlich war da nur noch ein Pfeifen!“
Anne O., eine 45-jährige SLE-Patientin, litt seit Beginn ihrer Erkrankung häufig unter kleinen Geschwüren (Ulzera) in Nase und Mund sowie unter Lagerungsschwindel. Vor allem die Schwindelgefühle bereiteten ihr Sorge, sodass sie den Arzt aufsuchte. Der meinte, dass das Innenohr die Störung verursache und riet Frau O., Gleichgewichtsübungen zu machen, um das Problem in den Griff zu bekommen.

Eines Morgens erwachte Frau O. mit einem lauten Pfeifen in den Ohren (Tinnitus). Diesmal diagnostizierte der Arzt eine Gefäßentzündung mit Beteiligung des Innenohrs. Er überwies seine Patientin in ein Krankenhaus, wo Frau O. sofort mit Infusionen behandelt wurde. Nach einer sehr intensiven Therapie ließ das Pfeifen in den Ohren schließlich nach.

Tinnitus und Hörsturz: Zweiterkrankungen bei Lupus

Bei Autoimmunerkrankungen (wie SLE) kann es zu Krankheiten, die der Grunderkrankung „an zweiter Stelle" folgen, so genannten „sekundären Erkrankungen" des Innenohrs, z. B. Ohrgeräuschen (Tinnitus), Hörsturz oder Schwindelstörungen kommen. Verursacht werden sie manchmal durch Gefäßentzündungen mit Beteiligung des Innenohrs.

- Als allgemeine Ursache für Tinnitus gelten eine gestörte Verschaltung zwischen den feinen Haarzellen und dem Hörnerv bzw. eine zentrale Verarbeitungsstörung. Neurologische Komplikationen (Hirnhautentzündung etc.) können bei SLE ebenfalls das Innenohr beeinträchtigen.

Im akuten Krankheitsschub hilft Kortison oder eine Infusionstherapie. Tinnitus sollte so schnell wie möglich, jedoch immer innerhalb einer Woche behandelt werden.

- Ein Hörsturz ist ein akuter, sich verschlimmernder Hörverlust mit dem Gefühl, Watte oder Wasser im Ohr zu haben. Als Ursache vermutet man Mikroinfarkte durch zirkulierende Immunkomplexe, insbesondere bei APS (siehe dazu auch Seite 149). Hier werden Kortison und durchblutungsfördernde Mittel eingesetzt.

Formen von Schwindel

Schwindel (Vertigo) ist eine Gleichgewichtsstörung, die bis zum Verlust der Herrschaft über den eigenen Körper reichen kann und mit Übelkeit, Flimmern vor den Augen, Sehstörungen und Ohnmachten einhergeht.

Die wichtigsten Schwindelformen sind:
- Dauerschwindel
- Anfallsschwindel
- Lage- oder Lagerungsschwindel (typisch für SLE)
- chronischer Schwindel (benommenes, taumeliges Gefühl)

Achtung: Schwindel kann viele Ursachen haben, so z. B. auch durch Veränderungen im Bereich der Halswirbelsäule ausgelöst werden.

Veränderungen im Bereich von Mund und Nase sowie beim Speichel

Als Betroffene kennen Sie das Problem vielleicht aus eigener Erfahrung: trockene Schleimhäute. Sie brauchen einen guten Zahnarzt bzw. Hals-Nasen-Ohren-Arzt, der sich über die Folgezustände verminderter Speichelproduktion im Klaren ist.

Für Mundhöhle und Rachenraum ist der Speichel von zentraler Bedeutung:

- Er kleidet die Schleimhaut mit einem Eiweißfilm aus und schützt so vor der mechanischen Belastung durch Kauen.

Was Sie zur Gesunderhaltung von Zähnen und Zahnfleisch sowie gegen die Mundtrockenheit tun können

Zahnkaries kann durch Säurebefall entstehen, wenn weniger Speichel starke Zahnsteinbildung auslöst. Achten Sie deshalb besonders auf:

- Schäden an der gesamten Mundschleimhaut
- Schäden an den Zähnen (Karies)
- Schäden am Zahnhaltungsapparat, Zahnfleischrückgang (Parodontose)
- kleine Geschwüre und Aphthen (besonders am Gaumen)
- Speicheldrüsenentzündungen
- ein verstärktes Pilzwachstum
- eine Zunge, die unter verstärkter Fältelung und Rückbildung der Oberflächenstruktur leidet, was schmerzen oder brennen kann
- Zahnsteinbildung (regelmäßig durch einen guten Zahnarzt entfernen lassen)
- eine gute Mundhygiene

Mundtrockenheit durch extremen Speichelrückgang lässt sich mit künstlichen Speichellösungen abhelfen. Auch zuckerfreie Kaugummis können Ihnen gute Dienste leisten. Leichte Kamillenlösungen sind das Beste zum Spülen des Mundes. Speiseöl fördert die Gleitfähigkeit der Schleimhaut und mildert bei mechanischen Belastungen.

- Speichel enthält außerdem bestimmte Eiweißbestandteile (Immunglobuline) für die Immunabwehr, weshalb es bei trockenen Schleimhäuten vermehrt zu Infektionen im Mund- und Nasenraum sowie Zahnkaries kommen kann.

Tipp: Machen Sie Ihren Zahnarzt auf den Lupus aufmerksam und vereinbaren Sie Kontrolltermine für jedes Vierteljahr. Bei größeren Problemen stehen Ihnen die Universitätszahnkliniken mit der Mundschleimhaut- und Speicheldrüsen-Sprechstunde zur Seite.

Die Beteiligungen im Brustbereich

Herz und Lunge sind die beiden Organe im Brustbereich, auf die Lupus es besonders abgesehen hat. Wie nicht anders zu erwarten, manifestiert sich LE wiederum auf verschiedenste Weise. Wenn Lupus hier beginnt, hat der Hausarzt es schwer, mit seiner Diagnose gleich ins Schwarze zu treffen. Zu viele andere Erkrankungen – von vergleichsweise harmlosen Infektionen bis hin zu schweren Funktionsstörungen – können sich ebenfalls an Herz oder Lunge unangenehm bemerkbar machen.

Lupus als Herzbeklemmung – eine Patientengeschichte

„Mein Brustkorb war plötzlich wie zugeschnürt!"
Als Inge S., 29 Jahre alt, „wie aus heiterem Himmel" heftige Schmerzen und erhebliche Atemnot bekam, geriet sie in Panik und stand Todesangst aus. Frau S. wusste schon länger, dass sie Lupus hat. Trotzdem hatte sie weiterhin geraucht und ihre Medikamente unregelmäßig eingenommen.

Das ging nicht lange gut und nun konnte nur noch der Notarzt gerufen werden. Dem fielen beim Abhorchen reibende Geräusche auf. Die Röntgenaufnahme und der anschließende Ultraschall im Krankenhaus ließen jedoch nichts Besonderes erkennen. Erst das EKG zusammen mit den Geräuschen erhärtete den Verdacht: trockene Perikarditis (Herzbeutelentzündung ohne Erguss). Frau S. erhielt Immunsuppressiva und Kortison, wodurch die Symptome bald abklangen. Seit sie die verschriebenen Medikamente zuverlässig nimmt, ist ihr Zustand stabil.

Unterschiedliche Formen der Herzbeteiligung

Das Herz des Menschen ist etwa faustgroß und liegt im Brustkorb über dem Zwerchfell und zwischen den beiden Lungenflügeln. Es besteht aus zwei Hälften, die durch die Herzscheidewand voneinander getrennt sind. Das ganze Organ liegt in einer Hülle aus Bindegewebe, dem Herzbeutel. Die Versorgung der Herzmuskulatur mit sauer- und nährstoffreichem Blut erfolgt über die Herzkranzgefäße (Koronargefäße).

Bei SLE kann das Herz in seiner Funktion betroffen sein oder die serösen Häute sind entzündet (Endokarditis als Entzündung der Herzinnenhaut, Serositis als Entzündung der Herzaußenhaut).

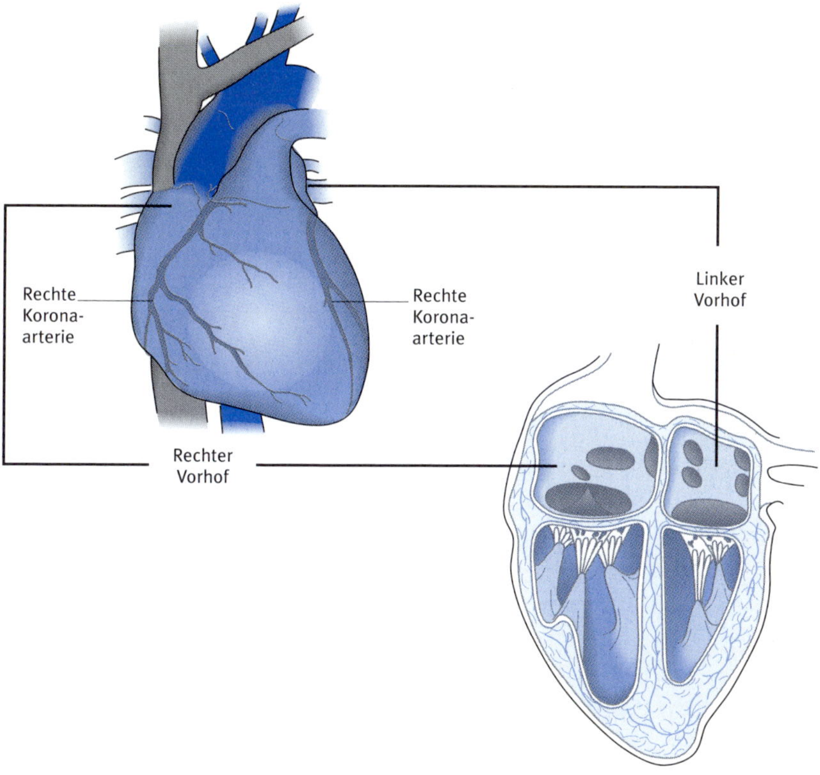

Auch das Herz kann durch LE in Mitleidenschaft gezogen werden. Diese Abbildung zeigt den Aufbau des Herzens.

Wie auch immer sich Lupus am Herzen äußert – wichtig ist es für die Betroffenen, alle Risikofaktoren zu vermeiden, um die Gefäße zu schonen. Sie haben es in der Hand, wenn nötig durch eine Änderung Ihres Lebensstils mit dafür zu sorgen, dass der systemische LE kontrollierbar bleibt. Zu den Gefahren für das Herz zählen insbesonders:

- Diabetes
- Bluthochdruck (Hypertonie)
- Übergewicht
- Rauchen
- übermäßiger Alkoholkonsum
- erhöhte Cholesterinwerte

Je nach Art der Herzbeteiligung werden zur Behandlung entweder Kortisonpräparate, Immunsupressiva oder Zytostatika, also Medikamente, die die Entwicklung und Vermehrung schnell wachsender Zellen hemmen (z. B. Endoxan), eingesetzt. Plasmapherese wird ebenfalls zur Therapie herangezogen (siehe Seite 128).

Atemnot und Kurzatmigkeit

Atemnot oder Kurzatmigkeit kommen beim Lupus gehäuft vor, Neben Lungenproblemen können Herzbeteiligungen auch Luftnot (Dyspnoe) verursachen, ob beim Treppensteigen, beim normalen Gehen auf ebener Fläche oder im Liegen (Ruhedyspnoe).

Herzbeutelentzündung (Perikarditis)

Herzbeutelentzündungen findet man bei ca. 30 Prozent der Betroffenen. Man unterscheidet hier grundsätzlich zwei Formen: die feuchte und die trockene Perikarditis, wobei die erste Form für Lupus-Betroffene typischer ist.

- Die feuchte Herzbeutelentzündung kann zu einer Einschränkung der Herzfunktion führen, da sie die Herzvenen einengt und die Blutzufuhr zum Herzen gedrosselt wird.
- Bei der trockenen Herzbeutelentzündung gerät der Patient in Atemnot, entwickelt einen schnellen Herzschlag, Fieber und Schweißausbrüche oder empfindet verstärkt jeden einzelnen Herzschlag.

Aus einer feuchten Perikarditis kann auch eine trockene werden, wenn sich Kalk in die Herzbeutel einlagert, der das Organ starr macht („Panzerherz“). Es droht eine Unterversorgung mit Sauerstoff.

Herzinnenhautentzündung (Endokarditis)

Zum SLE kann auch eine Endokarditis nach Libman-Sacks gehören. Herzinnenhautentzündungen kommen durch Ablagerungen oder entzündliche Veränderungen auf den Herzklappen zustande. Meist ist die linke Seite betroffen.

Wird eine Endokarditis nicht rechtzeitig behandelt, hat das schwerwiegende Folgen, z. B. Herzmuskelschwäche (Herzinsuffizienz), die durch Herzschmerzen, Atemnot und Wasseransammlungen (Ödemen) in den Beinen gekennzeichnet ist.

Koronarerkrankungen

Zu den Koronarerkrankungen zählen auch Vaskulitiden und Arteriosklerose. SLE-Patienten können unter Entzündungen der Herzkranzgefäße leiden, die sich nicht im Ultraschall oder durch Röntgen feststellen lassen und dennoch ein Engegefühl in der Brust, Herzrhythmusstörungen und Atemnot auslösen.

Herzmuskelentzündungen (Myokarditis) betreffen oft nur die kleinen Kranzgefäße und sind selbst mit einer Herzkatheteruntersuchung nicht nachzuweisen. Auch dabei treten häufig ein starkes Engegefühl in der Brust, Herzrhythmusstörungen und Atemnot auf.

Herzrhythmusstörungen

Herzrhythmusstörungen lassen sich am besten im 24-Stunden-Langzeit-EKG erkennen. Der Herzschlag ist dabei unregelmäßig, zu langsam, zu schnell oder von kleinen Pausen unterbrochen.

Hyperventilation

Herzrasen kann, wie zuvor beschrieben, im Zusammenhang mit Lupus-Depressionen auftreten und zu Hyperventilation (übermäßiger Steige-

Die Bedeutung der Früherkennung von Herzbeteiligungen

Die Gefahren unbehandelter Herzerkrankungen müssen von Lupus-Patienten besonders ernst genommen werden. Ohne frühzeitige Diagnose und eine gute medikamentöse Einstellung verliert das Herz seine Leistungsfähigkeit. Die Folge ist eine lebensbedrohliche Unterversorgung mit Sauerstoff.

Lassen Sie sich deshalb gründlich am Herzen untersuchen. Ein EKG, ggf. ein 24-Stunden-EKG, ein Röntgenbild des Brustraums und Ultraschall des Herzens (Echokardiographie) sind die Methoden der Wahl, eine Herzbeteiligung bei SLE aufzuzeigen. Haben Sie keine Sorge: Nur selten sind zur Abklärung Herzkatheteruntersuchungen oder das Schlucken eines Ultraschallkopfs nötig.

rung der Atmung) führen, weil es Angst macht. Die Behandlung erfolgt durch Betablocker. Die Hyperventilation ist oft auch psychosomatisch bedingt.

Lupus als Entzündung der Lunge – eine Patientengeschichte

„Meine Organbeteiligung ist die Lunge!"
Bei Carola G. einer 32-jährigen Arzthelferin, machte sich die Entzündung im Bereich der Lunge durch ein dumpfes Druckgefühl in der Brust, Atemnot und Schmerzen in beiden Schultern bemerkbar. Doch Frau G. hatte Glück im Unglück: Ihr Arzt wusste, dass schon in der Kindheit bei ihr mehrere Lungenentzündungen (Pneumonitis) festgestellt wurden, und verwies sie sofort an die richtige Adresse zur eingehenden Untersuchung: die Klinik ihres Wohnorts.

Eine Probepunktion der Brustfellhöhle (Pleurapunktion) bestätigte den Verdacht: beidseitige Rippenfellentzündung mit großem Erguss, die außerordentlich schmerzhaft ist. Die weiteren Untersuchungen einschließlich der Werte aus dem Autoimmunlabor ergaben, dass Frau G. an SLE leidet. Zur Behandlung setzten die Ärzte konsequente Atemtherapie, Kortison und Immunsuppressiva ein, was der Patientin bald Erleichterung verschaffte.

Unterschiedliche Formen der Lungenbeteiligung

Die Lunge nimmt den Brustraum beiderseits des Herzens ein. Ihre Form ist durch das Zwerchfell und den Brustkorb bestimmt. Weitere wesentliche Bestandteile der Lunge: das Brustfell, die zwei Lungenhälften mit den Lungenlappen (rechts drei, links zwei Lappen), die durch tiefe Spalten voneinander getrennt sind.

Nicht immer bedeutet eine Beteiligung der Lunge bei Lupus gleich eine Entzündung. Doch auch Gerinnselbildungen im Organ oder Lungenhochdruck können gefährlich werden und erweitern nur das ohnehin breite Spektrum an Beschwerden, unter denen Lupus-Betroffene zu leiden haben.

Rippenfellentzündung (Pleuritis)

Auf eine Rippenfellentzündung (Pleuritis) stößt man bei 40 bis 60 Prozent aller Lupus-Betroffenen. Sie kann einseitig oder auch doppelseitig auftreten. Die Patienten haben Schmerzen bei tiefem Einatmen und im unteren Brustbereich, weshalb sie zu flacher, kurzer Atmung übergehen.

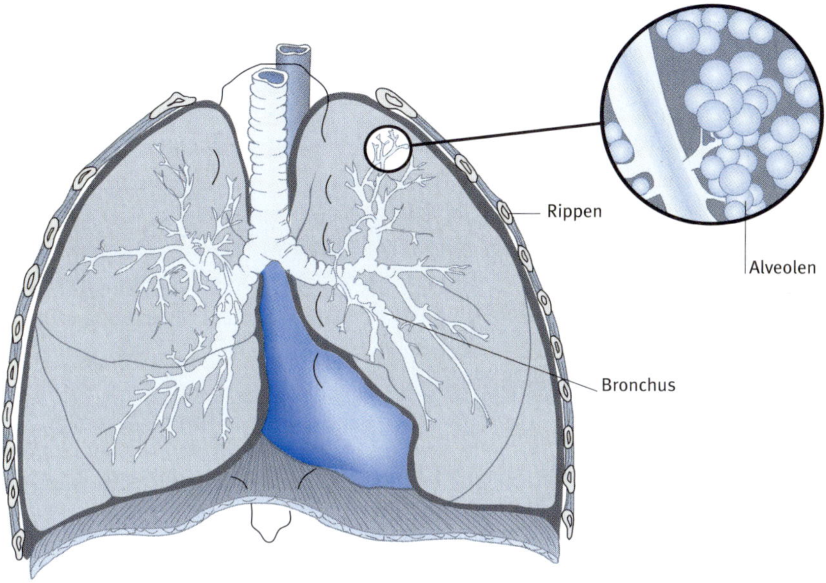

LE mit Beteiligung der Lunge. Der vergößerte Ausschnitt zeigt das Problem.

- Die feuchte Rippenfellentzündung mit Ausbildung eines Ergusses (Flüssigkeitsansammlung im Brustkorb zwischen Rippenfell und Lunge) wird durch eine Röntgenaufnahme sowie Ultraschalluntersuchung nachgewiesen.
- Die trockene Pleuritis kann der Arzt beim Abhören der Lunge als charakteristisches Reibegeräusch (feines Reiben oder im fortgeschrittenen Stadium grobes „Knarren") feststellen.

Akute Lungenentzündung (Pneumonie)

Eine akute Lungenentzündung (Pneumonie) zeigt sich durch Fieber, Brustkorbschmerzen, Kurzatmigkeit und Husten. Es ist für den Arzt nicht leicht zu unterscheiden, ob es sich bei einer Pneumonie um eine infektiöse Lungenentzündung oder eine Lupus-bedingte handelt. Auch chronische Lungenentzündungen können bei Lupus vorkommen.

Pneumonien sollten nur stationär behandelt werden, da es sich immer um schwerwiegende Erkrankungen handelt. Leichte Blutungen in der Lunge bedürfen dringend zusätzlicher Abklärung.

Lungenhochdruck (pulmonale Hypertonie)

Pulmonale Hypertonie kann durch Farbdoppler, Echo oder Rechtsherzkatheter diagnostiziert werden und entsteht oft durch unerkannte Embolien (Blutgerinnsel) oder eine Lungenfibrose. Bei positivem Antikörpernachweis wird mit Antikoagulanzien (Präparaten zur Blutverdünnung) behandelt.

Pulmonale Hypertonien werden bei Lupus selten durch Infektionen ausgelöst, sondern sind meist Zeichen von SLE mit Antiphospholipid-Antikörpersyndrom (APS, siehe dazu Seite 139) und einer Lungenfibrose.

Lungenfibrose

Bei dieser entzündlichen Erkrankung vernarbt das Lungengewebe. Leider wird die Fibrose meist recht spät entdeckt, da sie anfangs keine Beschwerden macht. Erst wenn die Erkrankung schon weit fortgeschritten ist, bildet sich ein Husten ohne Auswurf, jedoch mit Luftnot. Eine Lungenfibrose vermehrt die Belastung für das Herz und es kommt zu erhöhtem Blutdruck im Lungenkreislauf.

Regelmäßige „Lungen-Checks“ durch Röntgen, Lungenfunktionstests, Untersuchungen zum Sauerstoffgehalt des Bluts, ggf. auch Lungenspiegelung (Bronchoskopie) helfen, bedrohliche Veränderungen in der Lunge, die sich sonst unbemerkt entwickeln können, rechtzeitig zu erkennen und Schäden vorzubeugen. Sie sind daher für Lupus-Patienten unverzichtbar.

Die Beteiligungen im Bauchbereich

Von der Speiseröhre bis zum After können sämtliche Bereiche des Verdauungstrakts, einschließlich der Bauchspeicheldrüse und des Bauchfells, durch Lupus in Mitleidenschaft gezogen werden.

Die Betroffenen klagen über unspezifische „Bauchschmerzen“, Völlegefühl, Blähungen, Durchfall oder Verstopfung und Übelkeit. All diese Symptome sind bei Lupus keine Seltenheit, sie treten andererseits aber auch im Zusammenhang mit einer Fibromyalgie (siehe dazu Seite 149) auf.

Beschwerden des Verdauungstrakts

„Kolitis“ ist die medizinische Bezeichnung für eine mit Durchfall (Diarrhö) einhergehende Entzündung des Dickdarms.

Zwei Formen der Darmentzündung lassen sich bei SLE auch als Zweiterkrankung feststellen:

- schwerwiegende Entzündung des Dickdarms mit Eiterung und Geschwürbildung
- chronische Entzündung vor allem im Bereich des Krummdarms, also des unteren, in den Dickdarm übergehenden Dünndarmteils, die aber auch alle anderen Abschnitte des Verdauungstrakts befallen kann

Weitere Entzündungen im Bauchraum

Folgende Entzündungen und Geschwüre können im Bauchraum entstehen, entweder durch Lupus selbst oder die Einnahme bestimmter Medikamente:

- Speiseröhrenentzündungen (besonders bei Sjögren-, Sharp- oder CREST-Syndrom)
- Magen- und Zwölffingerdarmgeschwüre
- Bauchspeicheldrüsenentzündung (Pankreatitis)
- Bauchfellentzündung (Lupus-Peritonitis)
- Darmwandschäden durch Entzündung kleiner Darmgefäße
- Bauchwassersucht (Aszites) als Zeichen für aktiven Lupus

Der Befall von Leber und Bauchspeicheldrüse

Leber und Bauchspeicheldrüse sind bei Lupus relativ selten betroffen. Regelmäßige Kontrolluntersuchungen gewährleisten, dass Belastungen für die Organe durch bestimmte therapeutische Substanzen weitgehend ausgeschaltet werden.

- Eine krankhaft vergrößerte Leber (Hepatomegalie) wird bei Lupus öfter beobachtet.
- Eine Lupus-Leberentzündung (lupoide Hepatitis) als Sonderform der aktiven Leberentzündung trifft man nur bei 1 bis 4 Prozent der SLE-Patienten an.
- Eine Gefäßentzündung (Vaskulitis) der Leber, also der Befall kleiner Arterien und Venen im Organ, ist selten.
- Eine Lebervenenthrombose (z. B. das Budd-Chiari-Syndrom) kann als Folge des Antiphospholipid-Antikörpersyndroms (siehe dazu Seite 139) entstehen.

Die Leberlaborwerte im Blut sind bei 30 bis 60 Prozent der SLE-Patienten durch die Einnahme von Schmerzmitteln, Immunsuppressiva und NSAR erhöht. Versäumen Sie deshalb auf keinen Fall, Ihre Leber in bestimmten Abständen „durchchecken“ zu lassen.

Die Beteiligung der Schilddrüse

Die Schilddrüse, eine große Drüse unterhalb des Kehlkopfs, ist das Organ unseres Körpers, das den gesamten Stoffwechsel reguliert. Dazu produziert sie Thyroxin (Hauptbestandteil des Schilddrüsenhormons), das vor allem den Grundumsatz, das Wachstum und die Geschlechtsdifferenzierung beeinflusst.

Im Körper von SLE-Betroffenen werden mitunter auch Schilddrüsenantikörper gebildet. In solchen Fällen muss von Zeit zu Zeit die Schilddrüsenfunktion überprüft werden, da sie zuerst in Richtung Überfunktion und dann in eine Unterfunktion abgleiten kann.

Die Beteiligung des Lymphsystems

Unser Lymphsystem besteht aus den lymphatischen Organen (Lymphknoten, Milz, Thymusdrüse, Mandeln) und den Lymphgefäßen. Diese dienen hauptsächlich dem Abfluss von Gewebsflüssigkeit (Lymphe), indem sie die Flüssigkeit über Sammelgefäße (zentrale Lymphstämme) in das Venensystem des Blutkreislaufs führen.

Im Lymphgefäßsystem sitzen die Lymphknoten als Filter- und Entgiftungsstationen für die Lymphe. Bei gesunden Menschen haben sie die Fähigkeit, Fremdstoffe im Organismus aufzulösen und unschädlich zu machen (Phagozytose). Dazu produzieren sie weiße Blutkörperchen (Lymphozyten) – Killer-T-Zellen, Helfer-T-Zellen, Suppressor-T-Zellen, (siehe auch den Exkurs „Für Interessierte“, Seite 122) –, denen in diesem Abwehrsystem ganz bestimmte Aufgaben zufallen.

Wo dieser Prozess nachhaltig gestört wird (z. B. durch Lupus), bleiben Entzündungen nicht aus. Geschwollene Lymphknoten als äußeres Zeichen der Fehlfunktion sind bei über 30 Prozent der SLE-Kranken, vor allem während der aktiven Phasen, zu finden.

Frauenspezifische Probleme bei Lupus erythematodes

Den richtigen Frauenarzt zu finden ist nicht leicht. Das trifft in besonderem Maß zu, wenn Sie Lupus haben. Denn LE ist bei allen Patientinnen von der Pubertät bis zu den Wechseljahren immer auch ein gynäkologisches Problem. Der weibliche Hormonhaushalt bietet Lupus, so viel wissen wir heute sicher, weit mehr Angriffsmöglichkeiten als der von Männern. Warum und inwieweit das so ist, lesen Sie auf den folgenden Seiten.

Lupus als hormongestütztes Leiden – eine Patientengeschichte

„Jetzt weiß ich: Bei mir ist Lupus hormonabhängig!"
Mona B., eine 44-jährige Personalchefin, klagte über Konzentrationsmangel, Kopfschmerzen und Verdauungsprobleme, sie war depressiv und die Muskeln taten ihr weh. Der behandelnde Arzt vermutete ein psychosomatisches Leiden und schickte sie zur Kur. In der Kurklinik stellte sich dann heraus, dass Frau B. unter einer ganzen Anzahl von Autoimmunkrankheiten leidet.

Bei Mona B. wurden verschiedene hohe Antikörperwerte ermittelt: Schilddrüsenantikörper (Hashimoto-Thyreoiditis), Nebennierenrinden-Antikörper (Autoimmun-Adrenalitis) sowie Antikardiolipin-Antikörper und das Lupus-Antikoagulans (verzögert bzw. hemmt die Blutgerinnung, so dass Thrombosen vorkommen). Noch während des Kuraufenthalts entwickelte Frau B. eine Beckenvenen-Thrombose, extreme Hitzewallungen, Brustspannungen und ein Schmetterlingserythem.

Der Arzt stellte bei seiner Patientin Lupus, ein sekundäres Antiphospholipid-Syndrom und den Beginn der Wechseljahre fest. Frau B.s Brustspannungen kamen von erhöhtem Prolaktin (Hormon, das die Milchproduktion während der Stillzeit anregt), wie es sich manchmal bei SLE-Patientinnen findet. In USA wird oft bei diesem Problem ein Prolaktinhemmer verabreicht, der in Deutschland bei SLE jedoch noch nicht zugelassen ist. Frau B. wurde auf Marcumar eingestellt und soll keine Hormone zur Behandlung der Hitzewallungen einnehmen, da eine erhöhte Thrombosegefahr besteht.

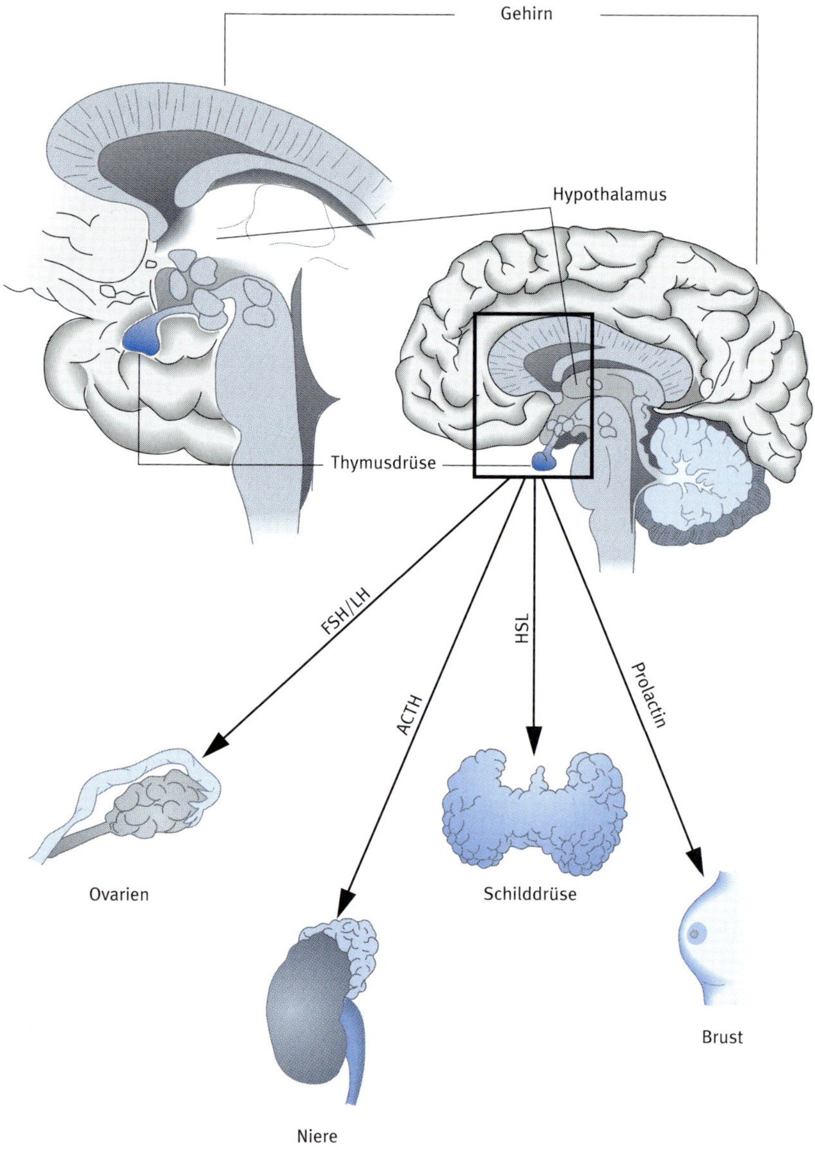

Das Schema der Hormonbeteiligung an LE.

Der hormonelle Kreislauf und die Autoimmunabwehr

Nicht umsonst wird in diesem Ratgeber oft von weiblichen Betroffenen gesprochen: Rund 90 Prozent der an Lupus Erkrankten sind Frauen, die meisten im gebärfähigen Alter. Weibliche Geschlechtshormone gelten unter Medizinern als Wegbereiter des Lupus.

Zwar sind Frauen einerseits besser als Männer gegen Infektionen gefeit, andererseits produzieren sie aber mehr Antikörper und stoßen nach Transplantationen die neuen Organe eher ab.

Hormone scheinen die Immunabwehr zu steuern. Deshalb sind Schwangerschaften geeignet, den Verlauf von Autoimmunkrankheiten zu beeinflussen. Antibabypillen (chemische Kontrazeptiva) können Schübe auslösen oder Lupus zum ersten Mal aktiv werden lassen.

Vorsicht bei der Einnahme von Hormonen! Als Lupus-Betroffene sollten Sie mindestens einmal im Jahr eine gründliche frauenärztliche Untersuchung durchführen lassen, da die bei Lupus verordneten Medikamente auch die Anfälligkeit der Betroffenen für Infektionen, Pilze und Herpes erhöhen können.

Lupus als Störfaktor im Hormonkreislauf

SLE-Kranke haben offenbar einen anderen Stoffwechsel als Gesunde. Trotz aller Forschungserfolge tappen Wissenschaftler bis heute im Dunkeln, auf welche Weise die Hormone ihren Einfluss ausüben. Erst wenn genau bekannt ist, wie Umweltfaktoren und Hormone zusammenwirken, kann mit Hormonpräparaten konkret in dieses Wechselspiel eingegriffen werden.

Auswirkungen auf die Menstruation

Die Monatsblutung kann unter der „Regie" von Lupus unregelmäßig werden oder gar für längere Zeit ausbleiben. Auch Frauen, die über einen größeren Zeitraum mit hoch dosiertem Kortison behandelt werden, erleben oft unregelmäßige Perioden.

Außerdem besteht ein Zusammenhang zwischen der Aktivität von Lupus und der Menstruation:

- Die Therapie mit Zytostatika (Substanzen vor allem chemischer Natur, die die Entwicklung und Vermehrung schnell wachsender Zellen hem-

men, z. B. Endoxan) in Lupus-Schüben kann Unregelmäßigkeiten auslösen.
- In Phasen, wo Lupus nicht aktiv ist, normalisiert sich der Zyklus meist wieder.
- Immunsuppressiva können den frühzeitigen Beginn der Wechseljahre auslösen.

Störungen der Scheidensekretion

Die Sekretion der Vaginalschleimhaut kann durch Antikörper gestört werden, sodass Frauen über eine trockene Scheide (Sicca-Symptom) klagen. Vaginale Cremes helfen, Schmerzen beim Geschlechtsverkehr zu vermeiden. Bei zu starker vaginaler Trockenheit sollten Binden anstatt Tampons verwendet werden. Zu extrem mangelhafter Befeuchtung kommt es hauptsächlich beim Sjögren-Syndrom (siehe Seite 137).

Brustspannungen oder –schmerzen

Untersuchungen des Prolaktinspiegels von SLE-Kranken ergeben bei vielen Betroffenen erhöhte Werte. In den USA versucht man gegenwärtig, mit Prolaktinhemmern (Bromocriptin) die Autoantikörperproduktion zu drosseln. Ob dies wirklich gelingt, lässt sich erst nach Abschluss vieler Testreihen sagen. In den Staaten laufen zurzeit auch Testreihen zur Eindämmung von Lupus-Schüben durch die Gabe des Hormons DHEA. In Deutschland warten die meisten Ärzte erst die Resultate diesbezüglicher Testreihen ab, bevor sie Hormongaben in Erwägung ziehen werden.

Lupus und Empfängnisverhütung

Die Familienplanung stellt für Frauen mit SLE ein großes Problem dar. Keines der sicheren Verhütungsmittel kann ihnen guten Gewissens empfohlen werden:
- Östrogenhaltige Kontrazeptiva sollten Sie grundsätzlich meiden, da alle Präparate einen Schub auslösen können. Seit einiger Zeit gibt es eine „Minipille“ mit sehr geringem Östrogenanteil. Das Hormon ist so niedrig dosiert, dass der Eisprung unterdrückt wird. Da die Erfahrungen mit dieser Pille bei Lupus noch nicht groß sind, sollte sie ggf. nur bei sehr schwacher Krankheitsaktivität verordnet werden. Die „Minipille“ (ohne Östrogene, mit lediglich einem Gelbkörperhormon wie Progesteron oder Gestagen) löst jedoch oft Schmierblutungen aus.
- Frauen mit APS (siehe auch Seite 139) dürfen auf keinen Fall „die Pille“ einnehmen, denn sie kann Thrombosen verursachen.

- Auch Spiralen können Lupus-Patientinnen gefährlich werden, indem sie Infektionen hervorrufen. Wie bei der „Minipille" müssen Frauen bei dieser Verhütungsmethode häufig Schmierblutungen in Kauf nehmen.
- Kondome oder Scheidenpessare sind die Mittel der Wahl für SLE-Betroffene, um sich vor ungewollter Schwangerschaft zu schützen, bis andere Methoden gefunden worden sind, die Lupus nicht aktivieren.

Besteht kein Kinderwunsch mehr, ist eine Sterilisation das Beste. Sie kann sowohl bei der Frau (Unterbindung der Eileiter) als auch beim Partner (Unterbindung der Samenleiter) vorgenommen werden. Der Eingriff ist bei Frauen allgemein komplizierter und risikoreicher als bei Männern.

Lupus und Endometriose

Unter Endometriose versteht man das Auftreten von Gebärmutterschleimhaut (Endometrium) außerhalb der Gebärmutterhöhle, z. B. in der Gebärmuttermuskulatur, im Bereich der Eileiter und Eierstöcke, im kleinen Becken oder sogar in der Bauchhöhle. Wie es dazu kommt, dass Gebärmutterschleimhautzellen ihren angestammten Platz verlassen und sozusagen „auf Wanderschaft gehen", um sich an Stellen einzunisten, wo sie nicht hingehören, konnte die Forschung bis heute nicht klären.

Eines weiß man aber definitiv: Endometriose ist hormonabhängig, genauer gesagt östrogenabhängig. Und es gibt einen deutlichen Zusammenhang zwischen Endometriose und Lupus, denn betroffene Frauen leiden öfter unter beidem gleichzeitig.

Lupus und Zysten

Eierstockzysten (Ovarialzysten) sind gutartige Geschwülste, die mit Flüssigkeit angefüllt sind und sehr groß werden können, was den Hauptgrund für ihre operative Entfernung liefert. SLE-Patientinnen entwickeln öfter einzelne oder mehrere Eierstockzysten.

Lupus in den Wechseljahren

Zunächst wieder die gute Nachricht: Die Aktivität von Lupus nimmt in den Wechseljahren meist ab. Und nun gleich die schlechte: Eine Hormontherapie kann gesunden Frauen in dieser Lebensphase helfen, von Hitzewallungen und Schweißausbrüchen frei zu werden und Osteoporose zu vermeiden. Da bis heute jedoch nicht geklärt ist, ob Ersatzhormone in den Wechseljahren die Schubfrequenz erhöhen oder Thrombosen auslösen, sollten bei Lupus möglichst keine Hormone gegeben werden.

Frauen mit Antiphospholipid-Antikörpern oder Lupus-Antikoagulans dürfen nur riskieren, ein niedrig dosiertes Hormonpflaster aufzulegen, wenn ihr Gynäkologe nach gründlicher Abwägung der Vor- und Nachteile entscheidet, dass eine Hormontherapie bei Schutz durch Blutverdünnungsmedikamente (z. B. Marcumar) vertretbar ist.

Lupus und Mutterschaft – eine Patientengeschichte

„Ein gesundes Baby – ich kann es kaum fassen!"
Antje N., eine 29-jährige Büroangestellte, litt seit ihrer Pubertät unter sehr starken Kopfschmerzen. Sie hatte schon eine Vielzahl von Medikamenten ausprobiert und nahm sogar Betablocker, die aber auch nicht halfen, genauso wenig wie die Hormone, die ihre Frauenärztin verschrieben hatte.

Frau N. wünschte sich sehnlichst ein Kind, jedoch lagen bereits zwei Fehlgeburten hinter ihr. Daraufhin ließ die Frauenärztin Antjes Blut auf Antikardiolipin-Antikörper untersuchen und man wurde fündig: Die junge Frau leidet unter Antiphospholipidsyndrom (APS, siehe dazu auch Seite 149). Seither wird Antje N. mit einem Blutverdünnungsmittel (Marcumar) behandelt. Mit der Einnahme des Medikaments verschwanden ihre Kopfschmerzen, da ihr Kopf besser durchblutet war.

In der folgenden Schwangerschaft wurde Frau N. auf Heparinspritzen umgestellt, die sie selbst zu spritzen lernte. Sie brachte einen gesunden Jungen zur Welt, stillte ihn jedoch wegen der Medikamente nicht. Die Kopfschmerzen kamen nicht mehr zurück, denn Frau N. setzte die Marcumar-Einnahme nach der Entbindung fort.

Lupus und schwanger: die Risiken

Das Wichtigste vorweg: Es ist trotz Lupus möglich, Kinder zu bekommen!

Die Schwangerschaft kann allerdings durch den veränderten Hormonspiegel bzw. immunologische Reaktionen zwischen Mutter und Fötus Schübe auslösen. Das Risiko, dass Lupus in der Schwangerschaft und im Wochenbett aktiv wird, ist leider relativ groß. Andererseits muss die Schwangerschaft nicht zwangsläufig zu einer erheblichen Verschlechterung der Krankheit führen.

Ob und wann Lupus-Patientinnen schwanger werden „dürfen", wird von Ärzten sehr unterschiedlich beurteilt. Die Entscheidung für eine Schwangerschaft sollte in jedem Fall von der Krankheitsaktivität und der Art und Schwere einer Organbeteiligung abhängig gemacht werden:

- Abzuraten ist Patientinnen mit Nieren-, Herz- oder ZNS-Beteiligung, da ein großes Risiko besteht, dass sich Nierenfunktion und Herzleistung verschlechtern und zusätzlich Krampfanfälle und Lähmungen auftreten.

- Dringend anzuraten ist immer eine sorgfältige Planung des Kinderwunsches und eine ausgezeichnete Fachbetreuung während der gesamten Schwangerschaft, Geburt und Nachgeburtsphase. Für Patientinnen, die an einer entzündlich-rheumatischen Erkrankung leiden und ein Kind haben wollen, gibt es gute Fachliteratur (siehe „Bücher, die weiterhelfen", Seite 178).

Um die Gefahren für sich und das Baby gering zu halten, sollten Sie während der gesamten Schwangerschaft eine engmaschige Betreuung durch ein Team von Spezialisten in Anspruch nehmen. Doch auch die beste medizinische Vorsorge kann Sie nicht ganz von gewissen Risiken befreien:

- Fehl-, Früh- oder Totgeburten sind bei werdenden Müttern mit Lupus leider immer noch häufig.
- Das Neugeborene kann durch die Autoantikörper der Mutter, die es über die Plazenta erhält, an neonatalem Lupus (siehe Seite 27) leiden.
- Ob die genetische Veranlagung weitergegeben wird und ob das Kind später ebenfalls an Lupus erkrankt, kann weder ausgeschlossen noch als sicher angenommen werden.
- Die Gefahr von Missbildungen ist nur dann erhöht, wenn vorher nicht alle Medikamente abgesetzt wurden, bei denen entsprechende Nebenwirkungen bekannt sind.
- Kogenitaler Herzblock.

Das richtige „Timing" fürs Baby

Den idealen Zeitpunkt für eine Schwangerschaft zu finden dürfte auch für gesunde Frauen nicht ganz leicht sein. Auf Lupus-Patientinnen trifft dies umso mehr zu. Grundsätzlich aber gilt:

- Wählen Sie für Ihre Schwangerschaft eine inaktive Krankheitsphase (Remission).
- Stellen Sie den Kinderwunsch während einer Azathioprin- oder Cyklophosphamid-Therapie zurück. Erst ein halbes Jahr nach Beendigung

der medikamentösen Behandlung mit diesen Wirkstoffen sollte eine Schwangerschaft begonnen werden. Das gilt übrigens auch, wenn nur der Partner diese Substanzen einnimmt.
- Keine Angst vor Kortison! Solange es in kleinen Mengen während der gesamten Schwangerschaft verabreicht wird, schadet es weder Mutter noch Kind.

Lupus-Patientinnen sollten mit allen frauenärztlichen Fragen und Problemen (insbesondere zu Verhütung, Schwangerschaft und Wechseljahresbeschwerden) ausschließlich zu einem Behandler gehen, der sich gut über LE informiert hat. Nur in den Händen eines/er kompetenten und erfahrenen Gynäkologen/in, sind Sie mit Ihrer besonderen Situation wirklich gut aufgehoben.

Die Beteiligung von Muskeln und Sehnen

Unser ganzer Körper ist von Muskeln durchzogen. Durch Zusammenziehen und Erschlaffen lösen sie Bewegung aus. Einige können wir über den Willen aktivieren (quer gestreifte Muskeln), auf die Tätigkeit anderer hingegen haben wir keinen Einfluss (glatte Muskeln).

Die Sehnen bilden die Verbindung zwischen Muskeln und Knochen, sie bestehen aus festen Bindegewebsfasern. Sehnenscheiden sind die Hüllen aus Bindegewebe, in denen sich die Sehnen bewegen. In der inneren Schicht der Sehnenscheiden befindet sich eine Flüssigkeit, die das reibungslose Gleiten ermöglicht.

Die Arbeit von Muskeln und Sehnen nehmen wir häufig nicht bewusst wahr. Störungen fallen uns erst auf, wenn es irgendwo wehtut oder bestimmte Bewegungen unmöglich werden.

Lupus als orthopädisches Problem – eine Patientengeschichte

„Von wegen ‚Das kommt sicher nur vom Tennisspielen‘!“
Georg A., 35 Jahre alt und leidenschaftlicher Tennisspieler, hatte seit einiger Zeit Probleme beim Sport, denn seine Muskeln und Sehnen schmerzten zunehmend. Deshalb suchte er einen Orthopäden auf, der Myalgie (Muskelschmerzen) und Tenosynovitis (Sehnenscheidenentzündung) feststellte und entsprechend behandelte. „Das kommt sicher nur

vom Tennis“, lautete der Kommentar des Behandlers, sein Rat: mit dem Sport zeitweise aussetzen, Schonung.

Doch dann zog sich Herr A. spontan eine Sehnenruptur zu und entwickelte eine Herzbeutelentzündung, die er beim Internisten behandeln ließ. Dem kam die Sache verdächtig vor, sodass er mehrere zusätzliche Bluttests veranlasste. Daraufhin informierte ihn das Autoimmunlabor über verschiedene für Lupus typische Antikörper im Blut des Patienten. Anhand der ARA-Kriterienliste (siehe dazu Seite 39) kam der Arzt zu seiner Diagnose: Georg A. leidet an SLE.

Muskel- und Sehnenentzündungen

Es ist nicht ungewöhnlich, dass Lupus-Betroffene über Muskelschmerzen oder -entzündungen klagen. Was dahinter steckt, sollte der Facharzt individuell und sorgfältig abklären. Die geschilderten Symptome können eine sekundäre Reaktion auf allgemeine Entzündungen sein. Andererseits könnten Muskelschwund (Muskelatrophie) oder eine Entzündung der Muskeln (Myositis) bzw. der Sehnenscheiden (Tenosynovitis) vorliegen. Auch im Hinblick auf eine mögliche Fibromyalgie (chronisch generalisierte Schmerzen u. a. im Bereich der Muskulatur) müssen die Symptome abgegrenzt werden.

Muskelbeschwerden

Bei allen Entzündungsprozessen im Körper, die mit Fieber, Schweißausbrüchen, Kältegefühl und Müdigkeit einhergehen, sind zugleich oft diffuse Muskelschmerzen und Muskelschwäche vorhanden, die eine Reaktion auf die Entzündung sein können.

- Muskelschwund wird bei SLE häufig beobachtet, wenn die Muskeln zu wenig beansprucht und deshalb schwächer werden. Gezielte Übungen und Bewegungen können helfen, Stärke und Funktion der Muskeln zu erhalten.
- Unspezifische Muskelschmerzen werden oft durch Muskelentzündungen ausgelöst und sind bei SLE relativ verbreitet.
- Muskelentzündungen treten vor allem im Zusammenhang mit Mischkollagenosen (z. B. SLE mit Polymyositis, siehe dazu auch Seite 136) auf.

Sehnenbeschwerden

Bei SLE können Sehnen und Bänder ebenfalls entzündet sein und schmerzen. Spontane Sehnenrisse, Sehnenscheidenentzündungen und

Schwellungen unter der Haut (subkutane Knoten) sind etwas seltener als Muskelprobleme und lassen sich gut mit Kortison behandeln. Die exakte Diagnose ist das Wichtigste, bevor eine entsprechende Therapie eingeleitet werden sollte.

Bedeutung der Abgrenzung von Fibromyalgie, Tendomyositis und anderen Muskel- und Sehnenbeschwerden

Da auch Kortison und z.B. Resochin als unerwünschte Nebenwirkungen Muskelschwächen auslösen können, ist eine Abgrenzung der durch Lupus bedingten Sehnen- und Muskelprobleme von den medikamentösen Formen beinah unmöglich.

Achtung: Fibromyalgische Beschwerden (siehe dazu Seite 149) werden bei über 25 Prozent aller Patienten beschrieben. Die Abgrenzung zwischen aktivem Lupus und Fibromyalgie ist ebenso schwierig wie wichtig, da sonst die Häufigkeit der Schübe falsch eingeschätzt wird, was eine zu starke Medikation zur Folge hat.

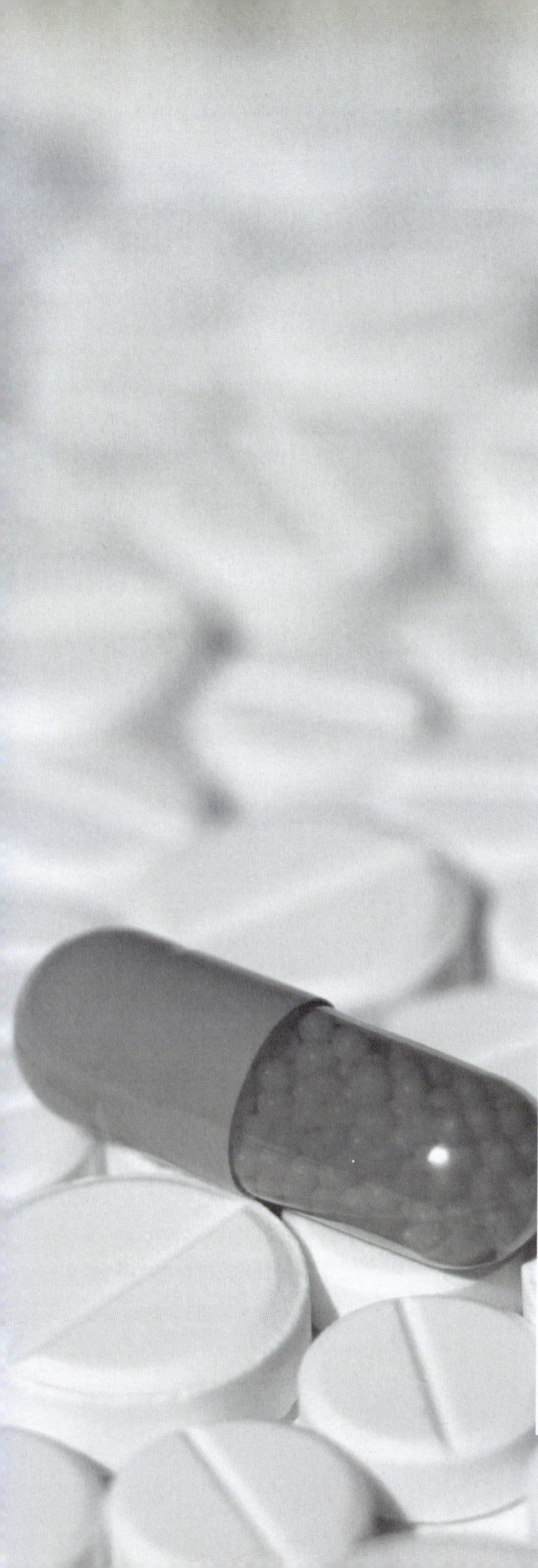

Kapitel 4

Therapien und Medikamente bei Lupus erythematodes

Historisch gesehen ist die Forschung zu geeigneten Therapien für Lupus-Betroffene soeben den Kinderschuhen entwachsen. Das größte und entscheidendste Stück Weg liegt noch vor den Immunologen. Erst weitere Erkenntnisse über Ursachen und Wirkung werden neue Behandlungsmethoden ermöglichen, die wirklich bahnbrechend sind und vielleicht sogar eine Heilung einschließen.

Dieses Kapitel informiert Sie über die aktuelle Medikation bei Lupus, den Zweck einer Basistherapie, ergänzende alternative Methoden und deren Grenzen. Sie erhalten außerdem Einblick in den aktuellen Stand der Forschung. Auch das Für und Wider einer Teilnahme an Arzneimittelstudien wird diskutiert.

Chemie gegen den „Feind im Innern“

Ein Leben ganz ohne Medikamente – wer könnte sich nicht für diese Vorstellung begeistern! Doch wo es Menschen gibt, gibt es auch Fehlfunktionen, Behinderungen, Krankheiten. Und die Waffe der Wissenschaft dagegen heißt „Medikation“. Wenn sie gelingt, wählt der Mediziner die richtigen Präparate, dosiert individuell, verschreibt sie und der Patient wendet sie an: nach Vorschrift und unter ärztlicher Kontrolle.

Nicht jede gesundheitliche Einschränkung zwingt uns, die Chemie zum Ausgleich einzusetzen. Oft können alternative Methoden sinnvoll sein. Auf Lupus trifft dies (mit Ausnahme sehr leichter Fälle) nur teilweise zu – als Ergänzung zur Gabe bestimmter Medikamente, ohne die Sie Ihre Krankheit nicht in den Griff bekommen.

Erlaubte und „verbotene“ Medikamente bei Lupus

Bei einer so komplexen Erkrankung wie LE verwundert es nicht, dass gleich eine ganze Anzahl sonst hilfreicher und erprobter Medikamente den Betroffenen eher Schaden als Nutzen bringen kann. Dazu zählen alle Präparate, die einen Schub auslösen oder zu medikamenteninduziertem (durch Medikamente verursachten) Lupus führen können.

Vor jeder neuen Verordnung muss Ihr Arzt eventuelle Risiken sorgfältig abwägen und prüfen, ob enthaltene Substanzen unter die „Liste verbotener Medikamente“ (siehe Anhang, Seite 176) fallen. Diese Liste wird jedes Jahr aktualisiert und erweitert.

Achtung: Denken Sie bitte daran, bei jedem Arztbesuch vor der Behandlung zu erwähnen, dass Sie Lupus haben und bestimmte Medikamente auf keinen Fall einnehmen dürfen.

Geeignete Medikamente zur Lupus-Behandlung

Die Medikation richtet sich auch nach der Schwere der Erkrankung. Sie kann sich im Verlauf von Lupus über Wochen, Monate oder Jahre unter Umständen mehrfach ändern, ein Hauptgrund für die regelmäßigen Kontrollen, die Ihr Leben seit der Diagnose begleiten.

- Bei leichter Erkrankung gilt:
  Einige Patienten mit systemischem Lupus erythematodes benötigen überhaupt keine Medikamente, weil ihre Krankheit inaktiv ist, also keine oder nur sehr selten Schübe auftreten.
- Bei mittelschwerer Erkrankung gilt:
  Betroffene mit Gelenkbeschwerden oder Hautveränderungen werden meist nur mit Antimalariamitteln sowie nichtsteroidalen Antirheumatika (NSAR) oder Antiphlogistika (entzündungshemmende Arzneimittel, SSAR) behandelt.

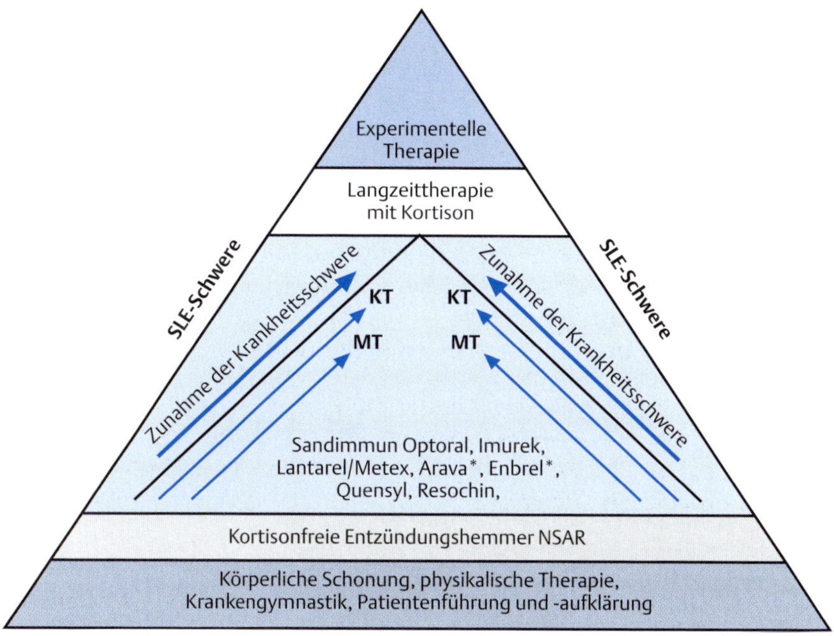

Der „Pyramiden- oder Stufenplan“ zur Basistherapie von LE.

- Bei schwerer Erkrankung gilt:
  Lupus-Patienten mit Organbeteiligungen, z. B. von Nieren, Herz, ZNS, erhalten Immunsuppressiva (Präparate, die die Immunreaktionen abschwächen bzw. unterdrücken). Untersuchungen belegen, dass durch solche Medikamente (z. B. Azathioprin oder Cellcept) die Funktion der lebenswichtigen Organe erhalten werden kann.

Am häufigsten werden bei Lupus kortisonfreie Rheumamittel (NSAR) verschrieben. Sie wirken gegen Fieber, Entzündung und Schmerzen. Gelenkfunktionen können so verbessert, jedoch nicht der Verlauf der Krankheit beeinflusst werden.

NSAR: Wirkungen, Nebenwirkungen, Wechselwirkungen

Keine Wirkung ohne Nebenwirkung(en)! Diese Binsenweisheit in der Medizin trifft auf jede Gruppe von Medikamenten zu. Manchmal zwingen Nebenwirkungen zur Änderung oder gar zum Absetzen einer Therapie. Dabei müssen Nebenwirkungen nicht unbedingt negativ sein, es gibt auch durchaus erwünschte (z. B. bei bestimmten hormonellen Kontrazeptiva für eine sichere Empfängnisverhütung, die zugleich ein schlechtes Hautbild wie Akne wesentlich verbessern).

Unter „Wechselwirkungen“ versteht man physikalisch-chemische Reaktionen zwischen verschiedenen Arzneimitteln, die parallel eingenommen werden.

Die Wirkungsweise der NSAR

Patienten sprechen sehr unterschiedlich auf NSAR an. Erst nach einiger Zeit der Beobachtung lässt sich individuell einschätzen, wie sie vertragen werden. Die Dosierungen einzelner Präparate dieser Gruppe unterscheiden sich außerdem durch ihre Wirksamkeit und Wirkungsdauer. Manche müssen nur einmal, andere mehrmals am Tag eingenommen werden. Die Gabe richtet sich auch nach der Schmerzintensität, sodass Sie als Betroffene ein Mitspracherecht haben. Eine Liste mit NSAR finden Sie auf Seite 176.

Mögliche Neben- und Wechselwirkungen

Bei manchen Patienten führen NSAR zu Kopfschmerzen oder Schwindel. Asthma kann sich unter Umständen verstärken. Betroffene, die Blutverdünnungsmittel (z. B. Marcumar oder Falithrom) einnehmen, sollten ganz auf NSAR verzichten, da sie bei ihnen gefährliche Magengeschwüre oder -blutungen verursachen können. Einige NSAR (z. B. Ibuprofen) sind für Lupus-Patienten tabu, da sie Schübe auslösen können.

Die Forschung arbeitet unablässig an neuen Medikamentenarten und Verwendungsformen, um die Nebenwirkungen so gering wie möglich halten. Zurzeit werden viele neue Präparate entwickelt, die den Magen weniger stark belasten.

6 goldene Regeln für den Umgang mit NSAR

Auch das bekanntermaßen wirksamste und verträglichste Präparat - ob Tabletten, Zäpfchen oder Spritzen – muss bei jedem Patienten neu ausgetestet werden. Wenn Sie sich dabei an die folgenden Regeln halten, kann das Medikament leisten, was seine Aufgabe ist: Ihnen die Krankheit erträglicher zu machen:

- Dosieren Sie nach der Stärke Ihrer Schmerzen.
- Überschreiten Sie nie die angegebene Höchstdosierung.
- Lesen Sie alle Angaben im Beipackzettel genau.
- Lassen Sie sich bei Beschwerden auch ein Magenmittel verordnen, denn NSAR greifen die Schleimhäute an.
- Achten Sie immer auf eventuelle Nebenwirkungen (z. B. sind Magenblutungen an schwarz gefärbtem Stuhl erkennbar).
- Halten Sie 4-wöchige ärztliche Kontrollen ein.
- Finger weg von NSAR bei eindeutigen Gegenanzeigen.

Lupus als Disziplinübung – eine Patientengeschichte

„Da hieß es ‚schlechte Compliance‘!“
Karla Sch., eine 39-jährige Verkäuferin, hatte systemischen Lupus erythematodes und bereits zwei Thrombosen und eine Embolie hinter sich. Der Internist verschrieb ihr daher ein Blutverdünnungsmittel (Falithrom) und ermahnte Frau Sch., mit der Einnahme sehr exakt zu sein und ihre Laborwerte (vor allem den INR- oder Quick-Wert zur Blutgerinnung) bestimmen zu lassen, um weiteren Thrombosen vorzubeugen.

Leider vergaß Frau Sch. öfter, ihr Falithrom einzunehmen, bevor sie zur Arbeit ging. Anderntags nahm sie dann „zum Ausgleich“ mehrere Tabletten ein. Bei der Kontrolluntersuchung zeigte sich ihr Arzt besorgt, er kritisierte Frau Sch.s mangelnde Bereitschaft zur Mitarbeit an der Therapie, sprach von „schlechter Compliance“ und wies nochmals auf die Gefahr innerer Blutungen bei zu niedrigem Quick-Wert hin. Für kurze Zeit rüttelte das Frau Sch. auf, bis schließlich der „alte Schlendrian“ wieder einkehrte.

Plötzlich entwickelte Frau Sch. viele blaue Flecken, Zahnfleisch-, Nasen- und Hämorrhoidalblutungen. Nun endlich sah sie ein, was der Arzt unter „Compliance“ verstand. Um nicht in ernste Gefahr zu geraten, musste sie die Dosierung genau nach den Angaben ihres Behandlers vornehmen. Bei der nächsten Routineuntersuchung hatte der Internist Grund zur Freude: Frau Sch.s Laborwerte hatten sich wieder vollständig normalisiert – als Ergebnis einer optimalen Compliance. Frau Sch. hatte erkannt, wie sehr ihr Wohlbefinden von der eigenen Disziplin abhängt.

Die Behandlung mit Kortikoiden

Kortikoide (auch Kortikosteroide) sind Hormone, die in der Nebennierenrinde gebildet werden. Kortison und Kortisol zählen zu den wichtigsten Substanzen in der Behandlung von SLE. Künstliche, auf chemischem Weg hergestellte Verbindungen daraus (synthetische Derivate) sind die am häufigsten eingesetzten Medikamente bei Lupus.

Kortisol spielt eine wichtige Rolle als Stresshormon (seine Ausgangssubstanz ist Cholesterin!) bei der Anpassung des Organismus an Stresssituationen. Wenn der Körper zu wenig Kortisol produziert, kann das eine lebensbedrohliche Krise verursachen. Der Kortisolspiegel eines Gesunden weist einen tageszeitlichen Rhythmus mit einem Maximum in den frühen Morgenstunden und einem Minimum um 24.00 Uhr auf.

Kortisol und Kortison wirken auf zweifache Weise:
1. Sie hemmen die Überreaktion des Immunsystems.
2. Sie unterdrücken vielfältige entzündliche Prozesse.

Bei Lupus-Schüben kann eine kurzfristig hoch dosierte Stoßtherapie (Pulstherapie) erforderlich werden. Bei der Stoßtherapie sind weniger Nebenwirkungen zu befürchten.

Die Langzeittherapie dagegen sollte stets mit der schwächsten im Einzelfall wirksamen Dosierung durchgeführt und vom behandelnden Arzt laufend kontrolliert und angepasst werden.
Oberster Grundsatz bei Kortisonbehandlungen: So viel wie nötig, aber so niedrig dosiert wie möglich!

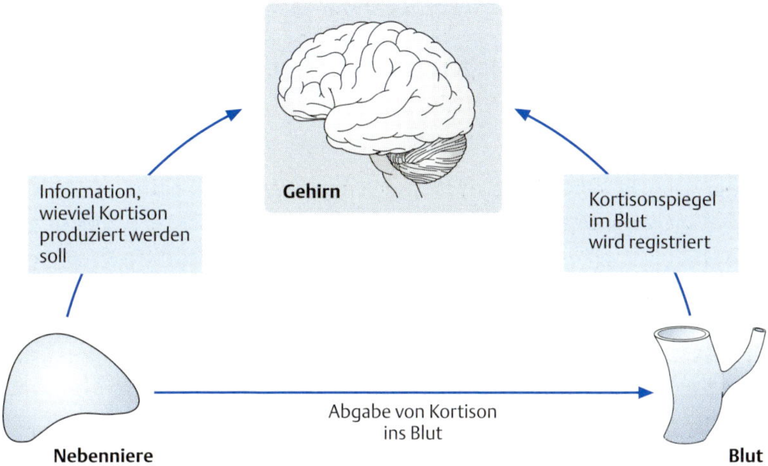

Der Regelkreis des Kortisons.

In manchen Fällen gelingt es, die Dosis zur verringern, wenn gleichzeitig Immunsuppressiva eingenommen werden. Trotzdem kann es zu Nebenwirkungen kommen, z. B. zu Osteoporose oder dem bereits erwähnten „Vollmondgesicht“.

Wichtige Hilfen zur Kortisoneinnahme

Wenn der Arzt Ihnen Kortison verschrieben hat, sollten Sie sich genau an seine Anweisungen zur Einnahme halten. Ein vertrauensvolles Verhältnis zu Ihrem Behandler ist auch hier das A und O jeder wirksamen Therapie. Darüber hinaus können Sie noch mehr tun, um Ihr Wohlbefinden zu sichern.

Zunächst helfen Ihnen die folgenden Anregungen:
- Dosieren Sie bei Langzeitbehandlungen möglichst schwach.
- Nehmen Sie die Tabletten morgens vor 8.00 Uhr ein (das kommt dem natürlichen Blutspiegel zugute).
- Gehen Sie zu regelmäßigen Kontrolluntersuchungen für Blutdruck, Blutzucker, Urin, Augen, Knochendichte.
- Beachten Sie eventuelle Wechselwirkungen mit anderen Medikamenten.
- Setzen Sie das Kortison niemals ohne Rücksprache mit Ihrem Arzt ab.
- Gehen Sie bei Absetzversuchen unter ärztlicher Kontrolle behutsam vor.

- Nehmen Sie Kortison während einer Schwangerschaft auch weiterhin, ein Schub ist für das Ungeborene gefährlicher.
- Führen Sie Ihren Kortison-Notfallausweis ständig mit sich.

Durch zwei simple (und doch wieder nicht so einfache!) Maßnahmen können Sie die Kortisoneinnahme zusätzlich wirkungsvoll unterstützen:
- Sorgen Sie für regelmäßige körperliche Bewegung. Das verhindert Osteoporose, wirkt gegen den Muskelabbau und beugt außerdem Übergewicht vor.
- Vermeiden Sie Gewichtszunahmen und stellen Sie Ihre Ernährung um: auf reichlich Eiweiß (gegen Eiweißabbau), wenig Salz (gegen Wassereinlagerungen), viel Kalium (z. B. durch Bananen) und viel Kalzium (z. B. durch Milch, für die Knochen). Reduzieren Sie Zucker, wo immer es geht (gegen Diabetes und Übergewicht).

Probleme beim Absetzen von Kortison

Es ist keine Seltenheit, dass beim Absetzen von Kortison Probleme auftreten. Daher sollte dies immer nur schrittweise geschehen und unter der Kontrolle des Fachmanns. Die unterdrückte körpereigene Kortisolproduktion muss zunächst erst wieder „angekurbelt" werden und das geht nicht von heute auf morgen. Bei abruptem Absetzen der Präparate müssen Sie vor allem mit 2 negativen Auswirkungen rechnen:
1. dem Auftreten von Entzugserscheinungen (Steroidentzugsyndrom),
2. der erneuten Verschlimmerung der Grunderkrankung.

Kortison – Vorsicht bei Operationen!

Operationen an Patienten, die mit Kortison behandelt werden, müssen sorgfältig geplant werden, denn eine Änderung der Dosierung ist in diesen Fällen nicht zu umgehen. Sie erhalten zwar zunächst die übliche Menge, jedoch noch zusätzlich eine Infusion mit Kortison vor und während des Eingriffs.

Weitere Komplikationen einer Operation können Infektionen sein, die sich durch rechtzeitige Antibiotikagaben verhindern lassen. Deshalb müssen Sie vor dem Eingriff alle behandelnden Ärzte nicht nur auf Lupus selbst, sondern gegebenenfalls auch auf eine Kortisonbehandlung aufmerksam machen.

Die Basistherapie bei Lupus

Die kontinuierliche Grundversorgung des Patienten mit bestimmten Präparaten (Basistherapie) soll verhindern, dass er an zu vielen Schüben leidet und die Organe geschädigt werden. Bei Lupus erythematodes werden zur langfristigen Behandlung fast immer Basismedikamente verwendet, da die Erfahrungen damit allgemein sehr positiv sind:

- Sie beeinflussen den Krankheitsverlauf günstig.
- Sie verringern die Krankheitsaktivität.
- Sie lindern Schmerzen.
- Sie beugen Entzündungen vor.
- Sie verringern Beweglichkeitsstörungen der Gliedmaßen.

Basismedikamente wirken in der Regel verzögert, also nach etwa 6 bis 12 Wochen, manchmal sogar noch später. Ein Rheumatologe muss sie verschreiben und seinen Patienten darauf einstellen. Danach sollte eine engmaschige Kontrolle durch den Hausarzt erfolgen, denn die Medikamente müssen oft über Jahre eingenommen werden und die Wirkung genau auf die Beschwerden des Einzelnen ausgerichtet sein.

Basismittel werden meist kombiniert mit Kortison. Derzeit werden viele neue Präparate an Lupus-Patienten in zeitaufwändigen und kostspieligen Testreihen erprobt.

Antimalariamittel, Immunsuppressiva, Zytostatika: ein Überblick über die gängigen Basismedikamente

Gegenwärtig kennzeichnen vor allem 3 Arzneimittelgruppen die medikamentöse Basistherapie von LE:

- Antimalariamittel,
- Immunsuppressiva und
- Zytostatika.

Jeder dieser Wirkstofffamilien kommt im Hinblick auf die Aktivität der Zellen im Körper eine eigene Aufgabe zu. Während Immunsuppressiva z. B. Immunreaktionen im Körper unterdrücken, hemmen Zytostatika die rasche Vermehrung bestimmter Zellen.

Antimalariamittel

Medikamente zur Malariabehandlung werden vorwiegend bei milderen Formen des SLE verwendet, z. B. bei Hautbeteiligungen.

- Wirkstoff: Chlorochin oder Hydroxychlorochin
- Handelsnamen: Arthrabas, Chlorochin, Resochin, Quensyl
- Wirkungseintritt: nach 3 bis 6 Monaten
- Gegenanzeigen: Leber- und Nierenschäden, Augenkrankheiten, Krampfanfälle, Schwangerschaft, Stillzeit

Allgemeine ärztliche Kontrollen (einschließlich Labortests) sollten alle 4 Wochen erfolgen, Augenarztbesuche (Augenhintergrund) halbjährlich.

Immunsuppressiva

Mit Immunsuppressiva lassen sich Entzündungsvorgänge an inneren Organen hemmen. Das Ziel ist eine Unterdrückung des Immunsystems, um Organschädigungen zu verhindern. Leider sind bis heute noch nicht alle Nebenwirkungen bekannt.

Man weiß jedoch, dass bei der Einnahme von Immunsuppressiva wie auch von Zytostatika ein Risiko besteht, Tumore (insbesondere an der Blase oder am Gebärmutterhals) zu entwickeln, da diese Substanzen leider nicht nur unerwünschte Zellen zerstören, sondern auch solche, die sich zum Schutz des Körpers vermehren sollen (Problem von Zytostatika).

Tumore treten anfangs selten auf, das Risiko steigt jedoch mit der Langzeiteinnahme und höheren Dosierungen recht schnell an.

- Zytostatika: Methotrexat oder MTX

Methotrexat wird z. B. bei bösartigen Tumoren und rheumatoider Arthritis eingesetzt. MTX greift in das Immunsystem ein. In kleiner Dosierung dient es manchmal als Basismedikament bei mittelschweren Formen von Lupus erythematodes.

- Wirkstoff: Methotrexat
- Handelsnamen: Lantarel, Methotrexat
- Wirkungseintritt: nach 3 bis 6 Wochen, volle Wirksamkeit erst nach 2 bis 6 Monaten
- Verabreichungsform: Spritzen oder Tabletten
- Gegenanzeigen: Magen- und Darmgeschwüre, Infektionskrankheiten, Leber- und Nierenschäden, bei Alkoholmissbrauch, bei Schwangerschaft und Kinderwunsch nicht einnehmen.

Allgemeine ärztliche Kontrollen sollten in den ersten 3 Monaten alle 14 Tage, danach alle 4 Wochen erfolgen. Führen Sie Ihren „Methotrexat-Pass“ immer mit.

- Azathioprin

Azathioprin ist eine chemische Substanz, die unmittelbar in den Stoffwechselprozess eingreift (Antimetabolit) und sowohl immunsuppressiv als auch entzündungshemmend wirkt. Es wird als Basismedikament bei LE genutzt.

- Wirkstoff: Azathioprin
- Handelsname: Imurek
- Wirkungseintritt: nach 4 bis 12 Wochen
- Gegenanzeigen: schwere Nieren- und Leberschäden, Infektionskrankheiten; bei Schwangerschaft und Stillzeit nicht einnehmen.

Allgemeine ärztliche Kontrollen sollten in den ersten 2 Monaten alle 14 Tage, danach alle 4 Wochen erfolgen.

- Ciclosporin A

Ciclosporin A wird bei Lupus selten verwendet und ist im Allgemeinen schweren oder schwersten Fällen vorbehalten. Die Helfer-T-Zellen des Immunsystems (siehe dazu auch den Exkurs „Für Interessierte“, Seite 130) sind sehr empfindlich gegen diesen Wirkstoff und es bedarf noch intensiverer Forschungen, bevor er bei einer größeren Anzahl von Betroffenen zufriedenstellend eingesetzt werden kann.

- Wirkstoff: Ciclosporin
- Handelsname: Sandimmun
- Verabreichungsform: Infusionen oder Kapseln

Zytostatika

Zytostatika verhindern oder verzögern die Zellteilung bestimmter Zellen, indem sie den Stoffwechsel gezielt beeinflussen. Die therapeutische Anwendung bei Lupus basiert auf ähnlichen Überlegungen wie bei der Behandlung von Tumoren: In beiden Fällen haben die aktiven Zellen eine gesteigerte Zellteilungsrate. Zytostatika wirken ebenfalls immunsuppressiv.

Cyklophosphamid

Cyklophosphamid wird bei Lupus mit Befall der inneren Organe, besonders der Nieren und des ZNS, sowie bei hoher Lupus-Aktivität angewendet.

- Wirkstoff: Cyklophosphamid
- Handelsname: Endoxan
- Wirkungseintritt: nach 2 bis 8 Wochen
- Verabreichungsform: Infusionen, 6 Monate lang in 4-wöchigen Abstän-

den, anschließend eventuell noch in vierteljährlichen Abständen für die Dauer von 2 Jahren oder als Tabletten täglich (50 mg).
- Gegenanzeigen: schwere Leberschäden, Blutbildveränderungen, Infektionskrankheiten, Schwangerschaft und Stillzeit.

Allgemeine ärztliche Kontrollen sollten in den ersten 8 Wochen alle 8 Tage, später alle 2 bis 4 Wochen erfolgen.

Der Beipackzettel – nichts für Laien?

Falsch! Nicht nur als Lupus-Patient sollten Sie sich immer mit dem Beipackzettel auseinandersetzen. Darin müssen sämtliche möglichen Gefahren und negativen Auswirkungen eines Medikaments erfasst werden. Lassen Sie sich dennoch von der Fülle dieser Angaben nicht abschrecken.

Lesen Sie alles genau durch, schlagen Sie ggf. auch einzelne Begriffe im Lexikon nach oder notieren Sie sich Fragen an Ihren Behandler.

Vor allem beim Einsatz starker Medikamente müssen Sie Gelegenheit haben, mit Ihrem Arzt in Ruhe ein aufklärendes Gespräch zu führen. Ein verantwortungsbewusster Mediziner nimmt sich dafür Zeit und kann Ihnen sicher verständlich machen, warum das Medikament trotz größerer Nebenwirkungen für Sie von Nutzen ist. Wenn Bedenken zum Sinn einer Verordnung nicht ausgeräumt werden, führt das häufig zu einer großen Verunsicherung im Arzt-Patient-Verhältnis. Fragen Sie deshalb vor dem Gang zur Apotheke so lange nach, bis alle Zweifel beseitigt sind, denn letztendlich liegt es in Ihrer Hand, ob Sie das verordnete Medikament einnehmen.

Zur Teilnahme an Arzneimittelstudien

Arzneimittelstudien sind unverzichtbar, um neue Therapiemöglichkeiten für Betroffene zu schaffen, denen mit herkömmlichen Methoden nicht mehr geholfen werden kann. Ohne schriftliche Einwilligung darf jedoch kein Patient zu solchen Studien herangezogen werden. Im Klartext: Ohne Ihr Wissen darf ein noch nicht zugelassenes Präparat an Ihnen nicht getestet werden.

Sollten Sie aber grundsätzlich dazu bereit sein, so ist Ihr Arzt verpflichtet, Sie vor Beginn der Studie über alle Folgen der neuen Therapie ein-

Für Interessierte

Neue Medikamente zur Behandlung von SLE

Zu den neuen unter den bereits bewährten Medikamenten zählt die Hochdosis-Immuntherapie sowie Ciclosphorin A.

In Zukunft werden Medikamente im Einsatz sein, die Mediziner unter CARE (Fürsorge) zusammenfassen. Zurzeit werden einige davon beim SLE in Arzneimittelstudien ausprobiert:

- COX-2-selektive, nicht steroidale Antirheumatika, von denen Rofecoxib (Vioxx) bereits eingeführt wurde, Celecoxib (Celebrex) soll demnächst folgen. Positive Nebenwirkung: weniger Magenprobleme, die negative: Wassereinlagerungen.
- Antikörper gegen TNF-Alpha (chimäre Antikörper) werden bei Infliximab (Remicade) entweder mit MTX kombiniert oder auch alleine gegeben, zurzeit noch vor allem bei Morbus Crohn und rheumatoider Arthritis eingesetzt.
- Rezepterblockade von TNF-Alpha (Enbrel) ist leider noch sehr teuer (ca. 32 000 DM pro Jahr).
- Enzymhemmer Leflunomid (Arava) wirkt über Nahrungsentzug der T-Lymphozyten, die an Lupus-Aktivitäten beteiligt sind.

Weitere interessante Medikamente werden aktuell in Langzeitstudien an SLE-Patienten in den USA getestet. Dazu gehören: Thalidomide, Hormone (DHEA, Androgene), Prolaktinhemmer (Bromocriptin).

schließlich möglicher Risiken und Nebenwirkungen aufzuklären. Auch später können Sie Ihre Einwilligung jederzeit zurückziehen, ohne dass Ihnen Kosten entstehen, denn die Teilnahme ist immer freiwillig.

Darüber hinaus muss das Pharmaunternehmen als Hersteller der neuen Produkte eine Versicherung für Sie abschließen, um Sie gegen eventuelle Nebenwirkungen und Arbeitsunfähigkeit oder Ihre Familie für den Todesfall abzusichern.

Wägen Sie bei Ihrer schweren Krankheit sorgfältig ab, ob der mögliche Nutzen einer Teilnahme die Risiken akzeptabel erscheinen lässt.

Für Interessierte

Das System der körpereigenen Abwehr

Die körpereigene Abwehr ist ein derart komplexes System, dass es geradezu ein Wunder wäre, wenn sie immer reibungslos funktionierte. Kleinere Störungen sind sozusagen an der Tagesordnung, ohne dass wir viel davon bemerken. Bei Lupus sieht die Sache anders aus. Da zeigt sich deutlich, dass die Selbstschutzmechanismen gehörig aus dem Gleis geraten sind. Dieser Exkurs kann Ihnen helfen, die Hintergründe zu verstehen.

Die Aufgabenverteilung der Zellen im Immunsystem

- **B-Lymphozyten (B-Zellen)**

Antikörper werden von bestimmten Lymphozyten, den B-Lymphozyten (weiße Blutkörperchen), gebildet. Sie haben eine wichtige Aufgabe bei der Abwehr schädlicher Stoffe, die von außen in den Körper eindringen (z. B. Bakterien, Viren).

B-Lymphozyten neutralisieren und markieren diese Schadstoffe, damit sie von den körpereigenen Abwehrzellen erkannt werden können.

- **T-Lymphozyten (T-Zellen)**

Die T-Lymphozyten werden im Thymus (einer Drüse im oberen Brustraum hinter dem Brustbein) gebildet und entwickeln sich entweder zu Helfer-T-Zellen, Unterdrücker-T-Zellen oder Killer-T-Zellen.

T-Lymphozyten erkennen eingedrungene Fremdkörper als fremd, rufen andere Zellen zum Angriff herbei und vernichten feindliche Erreger.

- **Granulozyten**

Die Granulozyten tragen in ihrem Zellkleid die Granula (Körnchen), in denen sich aggressive Enzyme (Eiweißstoffe) zur Ausschaltung (Eliminierung) u. a. von Bakterien bei akuten infektiösen Entzündungen befinden.

- **Makrophagen**

Die Makrophagen (Fresszellen) werden von den Helfer-T-Zellen herbeigerufen und „fressen" die eingedrungenen Erreger in den Körperzellen auf. Außerdem bieten Sie den T-Zellen kleine Portionen des verdauten

Fremdlings an, sodass diese ihn auch als fremd erkennen und entsprechend reagieren können.

Normalerweise funktioniert ihre vereinte Abwehr gegen fremde Organismen gut. Doch bei Lupus ist das Immunsystem nicht mehr in der Lage zu unterscheiden, ob es sich um eigene oder um fremde Zellen handelt.

Antigene und Antikörper

Jeder Fremdstoff (Antigen), der uns bedroht, hat seinen passenden Gegenspieler in Form eines Antikörpers, der ihn unschädlich machen kann. Der menschliche Körper verfügt über Millionen verschiedener Antikörper, die immer vorhanden sind oder aber bei Bedarf gebildet werden.

Antikörper werden von B-Lymphozyten im Knochenmark, der Milz und in den Lymphknoten gebildet, maßgeschneidert für alle erdenklichen Fremdstoffe. Sie bestehen aus zwei identischen Teilen, sodass gleich zwei Bestandteile eines Fremdkörpers gebunden und unschädlich gemacht werden können.

Beim Lupus findet man zahlreiche Antikörper. Durch Antikörperbestimmung wird die richtige Diagnose erst möglich. Bei fast allen Kollagenoseformen richten sich Antikörper gegen Bestandteile des Zellkerns.

Autoantikörper

Bei Lupus greifen also Antikörper (griechisch: auto = selbst, eigen) als Autoantikörper körpereigenes Gewebe an. Dabei bilden die Autoantikörper Eiweißkomplexe, die sich in den Wänden kleiner Blutgefäße ablagern, wo sie eine Entzündungsreaktion auslösen.

Überall in unserem Organismus verlaufen solche kleinen Blutgefäße, die entzündlich reagieren können, was auch für die vielfältigen Erscheinungsformen von Lupus verantwortlich ist.

Autoantikörper können z. B. antinukleäre Antikörper (ANA) sein, die man als Zellkernantikörper bei vielen rheumatischen Erkankungen findet. Bei systemischem Lupus erythematodes lassen sich fast immer ANA nachweisen.

Eine weitere Differenzierung der ANA erfolgt durch komplizierte immunologische Testverfahren, die Aussagen über die Beteiligung von Organen, über andere Kollagenosen oder über den zu erwartenden Verlauf der Erkrankung erlauben.

Autoantikörper können auch direkt gegen Organe gerichtet sein, z. B. gegen die Schilddrüse, die Nebennierenrinde oder das Muskelgewebe. Nach dem Lupus-Motto „Es gibt nichts, was es nicht gibt" existieren sogar Antikörper gegen Antikörper.

Antinukleäre Antikörpertests stellen fest, ob im Blut des Patienten Antikörper gegen Bestandteile des Zellkerns (ANA) vorhanden sind. Der Test wird unter dem Mikroskop abgelesen und ist bei 99 Prozent der SLE-Patienten positiv. Doch wer ANA hat, muss nicht zwangsläufig SLE haben, da auch andere Kollagenosen ANA verursachen können.

ANA-Titer lassen sich jedoch nicht immer zur Beurteilung eines Schubs heranziehen, da sie oft erst nach einem Schub oder bereits vor einem Schub ansteigen können.

Antikörpertests gegen Phospholipide

Da bei Lupus nicht nur Antikörper gegen Bestandteile des Zellkerns zu finden sind, sondern auch Antikörper gegen Anteile des Bluts nachgewiesen werden können, sollte man zusätzlich die Antikörper gegen Phospholipide überprüfen. Phospholipide sind Fettsäuren (Lipide) und Phosphorsäuren, die eine bedeutsame Rolle bei der Blutgerinnung spielen.

Wo Antikörper auftauchen, gerät oft das Blutgerinnungssystem durcheinander und Blutgefäße (Venen, Arterien) können durch Gerinnsel (Thromben) verstopfen. Etwa 30 Prozent der SLE-Patienten haben bei Antiphospholipid-Antikörpern ein positives Ergebnis.

Alternative Therapien

Die Bezeichnung „alternative Therapien" könnte in diesem Zusammenhang irreführend sein, denn „alternativ" bedeutet die Wahl zwischen zwei Möglichkeiten. Bei Lupus haben Sie aber, wie gesagt, oft keine andere Wahl als die Schulmedizin. Wenn Sie alternative Methoden nutzen wollen, um Ihre Gesundheit zu stabilisieren und sich besser zu fühlen, sollte dies nur ergänzend zu einer Basistherapie geschehen und in enger Zusammenarbeit mit den behandelnden Ärzten der Schulmedizin.

Meine große Hoffnung die „alternative Therapie" – eine Patientengeschichte

„Ich hatte keine Basistherapie vertragen!"
Marianne F., eine 43-jährige Frührentnerin, litt seit einiger Zeit an LE mit schmerzhafter Gelenkbeteiligung, jedoch ohne Nierenbeteiligung. Sie hatte verschiedene Basistherapien bereits ausprobiert, aber keine davon vertragen. Sie besprach das Problem mit ihrer Hausärztin, die sie in eine Schwerpunktklinik für Naturheilkunde überwies. Dort wurde Marianne F. in einer schubfreien Zeit mit Vitamin E, Teufelskralle, Weihrauch und Enzymen behandelt. Es erfolgte eine Ernährungsumstellung und verschiedene physikalische Therapien (Krankengymnastik, Massage und Bewegungsbäder). Bei der Entlassung war eine deutliche Schmerzreduktion, bessere Beweglichkeit und eine gute Befindlichkeit bei Frau F. festzustellen. Sie nahm die oben angeführten Medikamente weiter und brauchte keine NSAR, keine Basismedikamente und nur wenig Kortison während eines Schubes. Die Schubhäufigkeit hatte sich bei Frau F. deutlich reduziert.

Pflanzliche Präparate, Vitamine und Nahrungsergänzungsstoffe

Pflanzliche Präparate, Vitamine und Nahrungsergänzungsstoffe können – zusätzlich zu chemischen Medikamenten – eine gute Unterstützung Ihrer Bemühungen um mehr Wohlbefinden sein. Da aber auch diese Präparate Wechselwirkungen mit anderen Medikamenten haben können, ist es ratsam, die Einnahme im Voraus mit einem Arzt Ihres Vertrauens abzusprechen. Einige Rheumatologen sind übrigens von der Wirkung pflanzlicher Präparate und Vitamine überzeugt und verschreiben diese sogar auf Krankenschein. Fragen Sie einfach Ihren Behandler beim nächsten Besuch, welche natürlichen Präparate auch bei Ihnen angebracht sein können.

Achtung: Finger weg von Gesundheitskuren zur Immunstimulation, z. B. Frischzellentherapie, Thymusextrakte, Echinacea und Misteln. Sie alle können Ihre Autoimmunreaktion aktivieren und Schübe auslösen.

Alternative oder „natürliche Präparate"

Viele Patienten sind mit der Schulmedizin unzufrieden, hauptsächlich wegen der Nebenwirkungen der Medikamente, die teilweise recht massiv sein können. Natürliche Präparate sind jedoch, in der Hand von erfahrenen Ärzten — z. B. mit dem Zusatz Naturheilkunde in Naturheilkunde- oder Rhea-Zentren – eine Alternative oder eine Hilfe zusätzlich zur Schulmedizin.

Einige alternative Heilmethoden haben sich bereits seit vielen Jahren bewährt, z. B. klassische Naturheilverfahren nach Kneipp, Ernährungs-, Bewegungs-, Phyto- und Ordnungstherapien, sind aber leider erst seit kurzem Gegenstand wissenschaftlicher Untersuchungen. Andere natürliche Heilmethoden z. B. die traditionelle chinesische Medizin (TCM), Ayurveda und Meditationstechniken sind bereits Jahrtausende alt und erfreuen sich seit einigen Jahren zunehmender Beliebtheit in Deutschland.

Fernöstliche Heilkundige gewinnen ihre Erkenntnisse über den Zustand der Organe des Patienten durch die Sinne. So z. B. durch Abtasten, Puls fühlen, Zungen- und Gesichtsdiagnose, die die Mediziner aus der westlichen Welt gar nicht mehr beherrschen. Alte Konzepte der chinesischen Medizin kategorisieren und behandeln den Menschen nach der Lehre der fünf Elemente und der Meridiane d. h. der Leitbahnen im Körper des Menschen.

Entscheidender Aspekt der meisten alternativen Heilmethoden ist die ganzheitliche (holistische) Sicht, die alle Bereiche des Menschen und seiner Umwelt einschließt und bei der konventionellen Therapie oft zu kurz kommt. Alternative Behandlung und moderne Medizin können sich jedoch ausgezeichnet ergänzen.

Beliebte und erprobte pflanzliche Präparate, Vitamine und Nahrungsergänzungsmittel, die auch teilweise verschrieben werden können, sind unter anderem:

- natürliches Vitamin E (wirkt entzündungshemmend)
- Vitamin D 3 und Kalzium (zur Osteoporosevorbeugung)
- Fischöl (entzündungshemmend bei Gelenkbeteiligung und zur Cholesterinreduktion)
- Enzyme (symptomlindernd und abschwellend)
- Weihrauch (H 15) (abschwellend und mild entzündungshemmend)
- Teufelskralle (entzündungshemmend, immunmodelatorische Effekte werden zur Zeit diskutiert; wird im Moment insbesondere bei entzündlichen Darmerkrankungen und bei rheumatoider Arthritis eingesetzt)

6 goldene Regeln für die Anwendung alternativer Therapien

Leider gibt es unter den alternativen Heilern auch Quacksalber; die von ihnen angebotenen „Therapien" halten keinesfalls, was sie versprechen, und nützen nur dem, der Sie zur Kasse bittet. Unter Umständen verschlechtert sich Ihr Zustand sogar und Sie müssen bei einem Facharzt Hilfe suchen.

Im eigenen Interesse sollten Sie Folgendes beachten:
- Denken Sie erst dann an alternative Therapien, wenn der Facharzt eine eindeutige Diagnose gestellt hat.
- Besorgen Sie sich eine Liste mit zugelassenen Ärzten der Naturheilkunde von Ihrer Landesärztekammer.
- Holen Sie alle möglichen Informationen über die beabsichtigte alternative Therapie ein und forschen Sie nach eventuellen Nebenwirkungen.
- Sprechen Sie das Thema „alternative Medizin" bei Ihrem Hausarzt oder einem Facharzt Ihres Vertrauens an.
- Wägen Sie vor Beginn mögliche Nutzen und Risiken für sich persönlich ab.
- Stellen Sie nie ohne Rücksprache mit Ihrem Arzt die laufende Therapie ein.
- Informieren Sie Ihren Behandler über Erfolge und Probleme, die Ihnen auffallen.

Neue Therapieformen bei Lupus erythematodes

Die Forschung um Lupus schläft nicht – im Gegenteil. Die Suche nach wirksamen Behandlungsmethoden, vor allem für Patienten mit besonders ausgeprägten Symptomen oder Problemen, geht unermüdlich weiter. Diese Tatsache darf Ihnen Hoffnung machen, denn so entstehen immer wieder neue Verfahren, die sich aber in der Praxis und am Betroffenen erst bewähren müssen.

Drei noch junge Therapiemöglichkeiten, die diese Probe bereits bestanden haben, lernen Sie auf den nächsten Seiten kennen. Allerdings bieten auch sie keine Generallösung und kommen zudem nicht für jeden Patienten infrage.

Plasmapherese und Immunadsorption

Im Verlauf jeder medizinischen Behandlung können manchmal Umstände auftreten, die die Anwendung oder Fortsetzung einer an sich zweckmäßigen und notwendigen therapeutischen Maßnahme verbieten. Bei solchen Kontraindikationen für bestimmte Medikamente und in Akutfällen bieten Plasmapherese und Immunadsorption eine Möglichkeit, Lupus-Patienten zu helfen.

Bei der Plasmapherese wird Blut des Patienten, das man kontinuierlich aus der Armvene entnimmt, außerhalb des Körpers (extrakorporal) behandelt. Das Blut wird mithilfe einer Zentrifuge (Gerät zum Ausschleudern von festen Bestandteilen aus Flüssigkeiten) in Blutzellen und Blutplasma (Blutflüssigkeit ohne Blutzellen, jedoch mit Eiweißkörperchen) getrennt und von Antikörpern und anderen Stoffen, die für Entzündungen verantwortlich sind, gereinigt. Dann erhält der Patient wieder sein eigenes Blut mit einer Albuminlösung. Leider kommt es bei diesem Verfahren auch zur Entfernung „guter" Bestandteile des Plasmas, die der Körper benötigt (z. B. Gerinnungsfaktoren).

Plasmapherese ist ein Verfahren zur Bestimmung des Eiweißstoffwechsels mithilfe von Blut, dessen Plasmaeiweiß entfernt wurde. Die roten Blutkörperchen (Erythrozyten) werden wieder in den Blutkreislauf geschleust, wodurch der Eiweißspiegel sinkt.

Immunadsorption ist eine ganz ähnliche Methode. Das eigene Plasma wird dabei jedoch nicht ersetzt, sondern über einen Filter gereinigt und zusammen mit seinen Zellen dem Körper wieder zugeführt.

Erfahrungsgemäß kann auf diese Weise Patienten geholfen werden, die
- unter immer neuen Schüben leiden und daher Kortison in hoher Dosierung einnehmen müssen,
- Organbeteiligungen aufweisen, die auf Immunsuppressiva nur unzureichend oder verzögert ansprechen,
- Kontraindikationen gegen eine immunsuppressive Therapie (z. B. eine Schwangerschaft) haben.

Plasmapherese oder Immunadsorption können Medikamente nicht auf Dauer ersetzen. In akuten Fällen sollten sie stets so früh wie möglich vorgenommen werden.

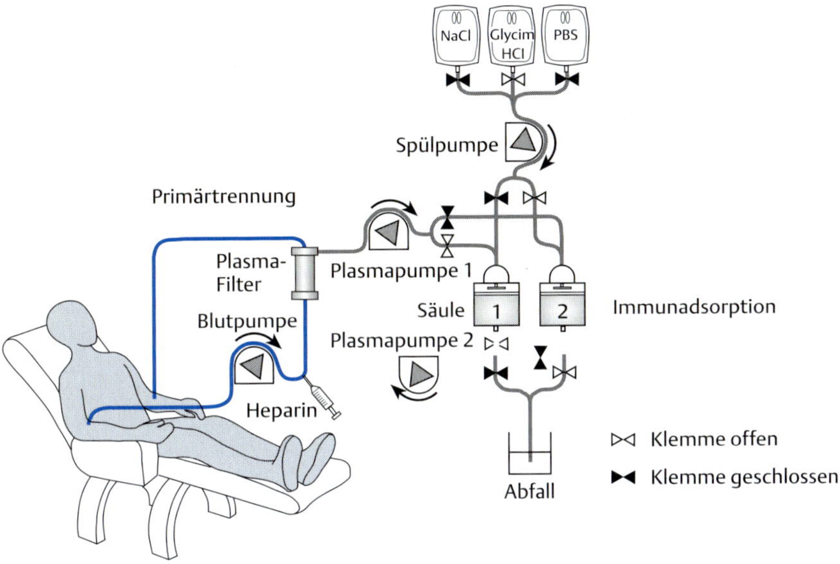

Das Schema der Immunadsorption.

Der Sinn beider Verfahren ist, das Ungleichgewicht des Immunsystems zu beheben. Plasmapherese und Immunadsorption werden hauptsächlich bei hoher Krankheitsaktivität oder in Akutsituationen angewendet.

Die Stammzellentransplantation

Dieses neue Behandlungsrezept für lebensbedrohlich an Lupus Erkrankte setzt auf die Beseitigung des ganzen gestörten Abwehrsystems, um die fehlgeleiteten Immunzellen zu eliminieren, also zu beseitigen.

Die Betroffenen müssen ein völlig neues Immunsystem aufbauen. Zunächst entnimmt man gesunde Stammzellen aus dem Blut und friert sie ein. Damit diese auch in ausreichendem Maß vorhanden sind, werden sie vorher durch Wachstumshormone angereichert. Die so entnommenen Zellen weisen keinerlei Spuren der Abwehr von Krankheitserregern mehr auf, ebenso wenig wie Spuren des Angriffs auf das körpereigene Gewebe.

Neu entwickelte Geräte erlauben es, diese Stammzellen sehr präzise von anderen Blutbestandteilen zu trennen. Zelltötende Medikamente sorgen dann dafür, dass das Immunsystem ausgelöscht wird. Anschließend werden die Stammzellen dem Patienten wieder injiziert.

Bisher wurden erst wenige Patienten, bei denen alle herkömmlichen Therapien versagten, mit dieser neuen Therapie behandelt – und zwar erfolgreich!

Der Nutzen physikalischer Therapien

Bewährte physikalische Therapien können die Behandlung von Lupus wirksam unterstützen. Welche Therapien in Ihrem speziellen Fall angebracht sind, sollten Sie sich selbst erarbeiten. Hier gibt es nur einen Weg: Probieren geht über Studieren!

Manchen Betroffenen können physikalische Therapien eine deutliche Erleichterung bieten, anderen dagegen verursachen sie zusätzliche Schmerzen oder provozieren Entzündungen. Bei allen Anwendungen müssen mögliche Gegenanzeigen beachtet werden, z. B. Kreislauf- oder Herzrhythmusstörungen, Herzschrittmacher, Fieberschübe oder bestehende Infektionen.

Die Hauptaufgaben physikalischer Therapien

Physikalische Therapien als arzneilose Heilmethoden lassen sich – das wurde schon besprochen – bei Lupus-Betroffenen in der Regel nur ergänzend einsetzen. In jedem Fall bedürfen sie aber der Abklärung mit den behandelnden Fachärzten oder Ihrem Hausarzt. Eine ganze Palette positiver Auswirkungen ist möglich. Einige davon sollten auch Sie entdecken.

Und das können Sie erreichen:
- Schmerzstillung
- Muskelentspannung
- Durchblutungsförderung
- Funktionsverbesserung
- Zunahme der Beweglichkeit
- Kraftzuwachs
- Konditionsaufbau

- Verhütung und Korrektur von Fehlstellungen
- Einsparung von Medikamenten
- Prävention (Vorbeugung) und Rehabilitation (Wiedereingliederung)

Formen der Physiotherapie

Unter Physiotherapie oder auch physikalischer Therapie versteht man die allgemeine Anregung bzw. gezielte Behandlung gestörter physiologischer Funktionen (Funktionen des menschlichen Organismus), und zwar ausschließlich mit physikalischen, naturgegebenen Mitteln, z. B. durch:

- Wasser (Hydrotherapie)
- Wärme und Kälte (Thermotherapie)
- Licht (Lichttherapie)
- Luft (Klimatherapie)
- mechanische Einwirkung (Massage)
- dynamische Einwirkung (Krankengymnastik)
- Heilquellen (Balneotherapie)
- Elektrizität (Elektrotherapie)

Für welche der im Folgenden vorgestellten Therapieform auch immer Sie sich entscheiden: Lassen Sie die Behandlung nur von erfahrenen Physiotherapeuten (meist ausgebildete Krankengymnasten oder Masseure) durchführen:

Krankengymnastik

Dabei wechseln passive Maßnahmen (z. B. Lagerung, Dehnung) und aktive körperliche Bewegungsübungen (z. B. Hockergymnastik) einander ab. Zum Beispiel lindern Komplexbewegungen mittels PNF, einer Technik, um zentralmotorische Aktivitäten des Bewegungsapparats mit dem Nervensystem zu verknüpfen, gezielt Schmerzen und erhalten die Beweglichkeit.

Die einzelnen Übungen sollten für Sie individuell ausgesucht werden. Nach einiger Praxis unter Anleitung des Krankengymnasten können Sie auch Zuhause davon profitieren.

Massagen (Klassische, Bindegewebs- und Marnitzmassage)

Gewebe und Muskeln werden dabei durch Druck- und Zugreize bewegt. Die manuelle Massage erfolgt durch Streichen, Reiben, Kneten, Walken oder Klopfen. So werden verspannte Muskeln wieder weich und locker. Die Nerven beruhigen sich, das Schmerzempfinden sinkt.

Bei Schüben oder Entzündungen dürfen Massagen nicht durchgeführt werden. Für Patienten mit Dermatomyositis und Polymyositis (siehe dazu Seite 145) sind sie generell ungünstig.

Atemgymnastik

Mithilfe von Atemgymnastik lassen sich Atmungs- oder Ventilationsstörungen beseitigen. Auch bei Lungenbeteiligung hat sie sich bewährt. Die Kosten werden sogar von der Krankenkasse übernommen.

Für Lupus-Betroffene gibt es hier keinerlei Einschränkungen. Das Beschwerdebild kann sich nur verbessern.

Sensibilitätsübungen

Sie sind ausgezeichnet geeignet für Patienten, die unter Missempfindungen wie einem Taubheitsgefühl oder Brennen leiden, z. B. an den Extremitäten (im Rahmen einer Polyneuropathie).

Auch diese Behandlungsform ist für Lupus-Patienten unbedenklich. Wenn Sie Ihnen gut tut, nutzen Sie diese Erfahrung für sich.

Elektrotherapie

Hier wird elektrischer Strom therapeutisch genutzt. Dazu zählt der Einsatz von Wechselstrom, Gleichstrom oder Gleichstromimpulsen. Das Ziel ist eine schmerzlindernde und (kräftigende) tonisierende Wirkung auf die Muskulatur.

Diese Methode bietet sich besonders bei sekundären Fibromyalgien (siehe dazu auch Seite 149) an, weil sie die Durchblutung fördert und die Muskeln entkrampft.

Hydroelektrische Bäder (Vierzellen-/Stanger-Bad)

Der Körper erhält im Wasser eine Gleichstrombehandlung, und zwar längs oder quer sowie in auf- oder absteigender Richtung. So lässt sich die Muskulatur und das darunter liegende Gewebe in Teil- oder Vollbädern vorzüglich erreichen und schmerzstillend (analgetisch) und durchblutungsfördernd (hyperämisch) einwirken.

Medizinische Bäder

Dies sind künstliche Bäder mit Zusätzen von Mineralien, Schwefelsäure, Kohlensäure, Sauerstoff oder pflanzlichen Auszügen (z. B. Heublumen, Rheumabad). Die Wirkung wird durch Reize auf das vegetative Nervensystem erreicht und beeinflusst die Funktion der inneren Organe und auch die Psyche positiv. Überwärmungsbäder dienen zur Beeinflussung des Immunsystems und sollten nur in speziellen Naturheilkundezentren durchgeführt werden.

Im Anschluss an medizinische Bäder ist es sehr wichtig, eine Ruhepause einzuhalten.

Kälte- und Wärmebehandlungen (z. B. nach Kneipp)

Kältetherapie (in speziellen Kältekammern) wird von den meisten Lupus-Betroffenen schlecht vertragen (insbesondere bei Raynaud-Syndrom, siehe dazu auch Seite 148). Feuchtwarme Heusäcke, kalte Quarkauflagen und Güsse mit kaltem und wechselwarmen Wasser können Schmerzen lindern und wirken entspannend auf das Nervensystem; sie erfrischen bei Müdigkeit und Erschöpfung und fördern den nächtlichen Schlaf.

Mit guten alten Hausmitteln, z. B. Eispackungen (bei Entzündungen), heißen Auflagen (bei Fibromyalgie) oder Hauteinreibungen können Sie auch daheim etwas für Ihr Wohlbefinden tun.

Ultraschall-Therapie

Ultraschall ist der Bereich von Schallwellen, der jenseits (ultra = über) dessen liegt, was das menschliche Ohr hören kann. Diese Wellen macht man sich in der Heilkunde für eine Wärmebildung im Gewebe zunutze. So können Schmerzen in Gelenken und Muskeln gelindert werden, was vor allem bei Myalgien gut tut.

Lymphdrainage

In dieser Form der klassischen Massage werden mit einer speziellen Grifftechnik krankhaft gestaute Lymphgefäße ausgestrichen. Bei Wasseransammlungen in den Gliedmaßen ist die Lympdrainage ein gutes Mittel zur Verbesserung des Lymphflusses, Abbau von Ödemen, sowie Anregung der Lymphmotorik. Die Lymphdrainage ist bei Raynaud Syndrom und Sklerodermie das Mittel erster Wahl. Ihr Arzt kann Ihnen Lymphdrainagen verschreiben, die bei Notwendigkeit auch von der Krankenkasse bezahlt werden.

Achtung: Lymphdrainagen sind nichts für Patienten mit Herzschwäche.

Kompressionsstrümpfe

Der Begriff sagt es schon: Hier wird etwas kräftig gedrückt. Kompressionsstrümpfe können nur dann die gewünschte Erleichterung bringen, wenn sie morgens unmittelbar nach dem Aufstehen angezogen und den ganzen Tag über getragen werden. Durch eine Entstauung der betroffenen Extremitäten helfen Sie gegen Ödeme oder entlasten müde Beine.

Ultraviolett-Therapie

Ultraviolette Strahlen (UVA, UVB und UVC) sind unsichtbare Strahlen mit kurzer Wellenlänge und einer starken chemischen und biologischen Wirkung.

Lupus-Betroffene sollten auf diese Therapieform verzichten.

Akupunktur (aus der traditionellen chinesischen Medizin)

Die Akupunktur ist eine alte asiatische Methode, bei der Nadeln aus Edelmetall in bestimmte Hautstellen eingeführt werden. Das Ziel ist ein heilender Einfluss auf die diesen Stellen jeweils „zugeordneten" Organe. Es handelt sich um eine Art Reiztherapie für Schmerzzustände unterschiedlicher Art, z. B. bei Nervenschmerzen (Neuralgien), Migräne oder Rheumatismus.

Lupus-Patienten sollten nur nach Absprache mit dem behandelnden Arzt sich von einem erfahrenen Akupunkteur behandeln lassen.

Lupus und Ernährung

Es bleibt dabei: Selbst durch eine drastische und langfristige Umstellung in der Ernährung kann LE bislang nicht geheilt werden. Trotzdem ist es für Sie wichtig, Ihre Mahlzeiten einschließlich der Snacks und Naschereien einmal gründlich unter die Lupe zu nehmen.

Fehl- oder Mangelernährung ist in unserer Fast-Food-Gesellschaft keine seltene Erscheinung, weder bei Kindern noch bei Erwachsenen, die gestresst zwischen Job und Zuhause hin- und herhetzen.

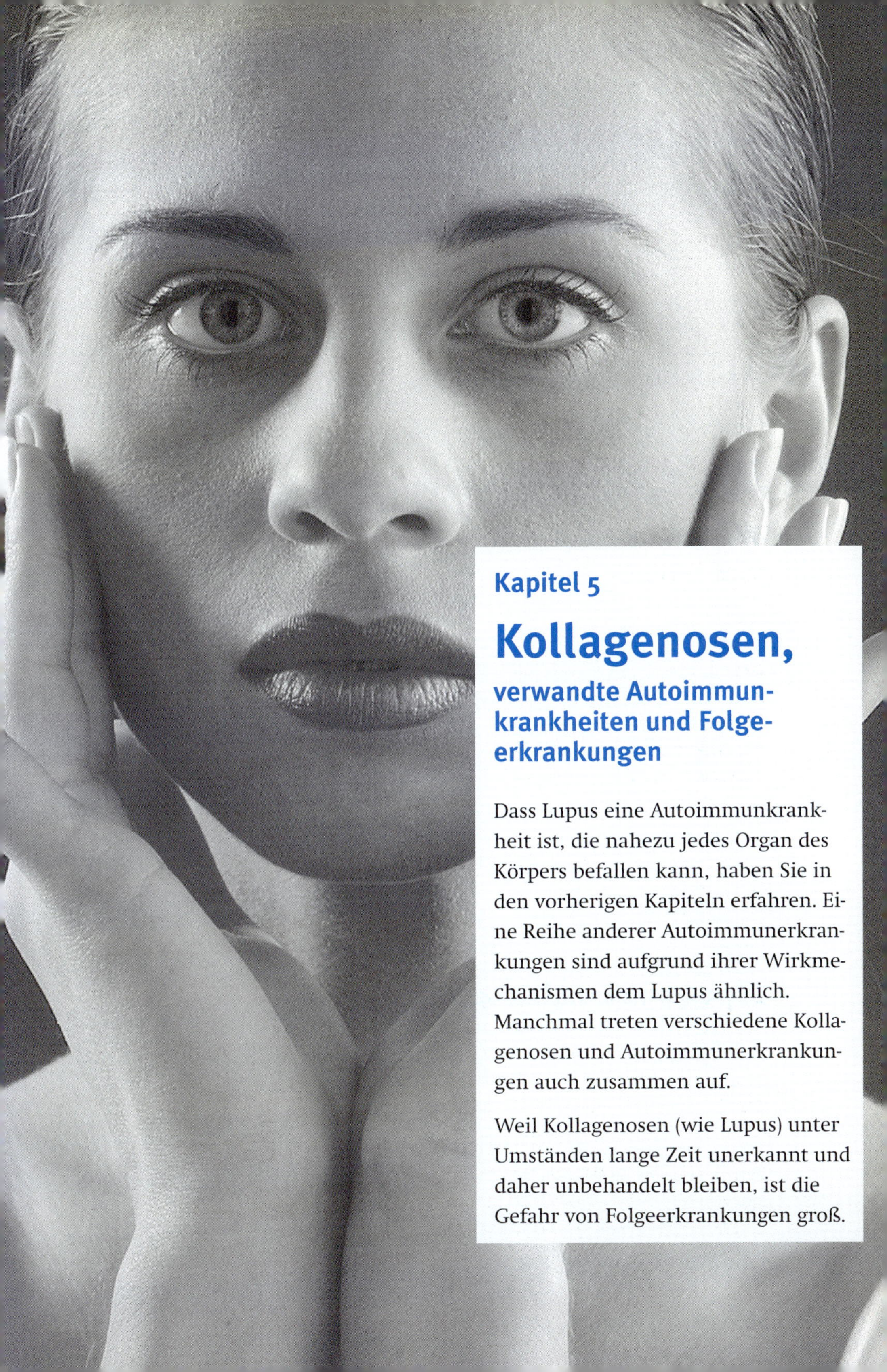

Kapitel 5

Kollagenosen,

verwandte Autoimmunkrankheiten und Folgeerkrankungen

Dass Lupus eine Autoimmunkrankheit ist, die nahezu jedes Organ des Körpers befallen kann, haben Sie in den vorherigen Kapiteln erfahren. Eine Reihe anderer Autoimmunerkrankungen sind aufgrund ihrer Wirkmechanismen dem Lupus ähnlich. Manchmal treten verschiedene Kollagenosen und Autoimmunerkrankungen auch zusammen auf.

Weil Kollagenosen (wie Lupus) unter Umständen lange Zeit unerkannt und daher unbehandelt bleiben, ist die Gefahr von Folgeerkrankungen groß.

Andere Kollagenosen, Zweit- und Folgeerkrankungen

„Kollagenose" ist der Oberbegriff für zahlreiche systemisch-entzündliche Erkrankungen, die man früher auf das Bindegewebe beschränkt glaubte. Allen Kollagenosen gemeinsam sind gesicherte Autoimmunvorgänge im Körper. So unterschiedlich die Ursachen auch sein können, stets läuft eine Immunreaktion gegen körpereigenes Gewebe ab. Entsprechend sind verschiedene Autoantikörper (z. B. antinukleäre Antikörper) im Labor nachweisbar. Andere Kollagenosen manifestieren sich – wie LE, der ihnen zugerechnet wird – generalisiert, also nicht auf ein bestimmtes Organ beschränkt.

Mischkollagenose (MCTD) oder Sharp-Syndrom

1972 wurde die Mischkollagenose von einem Arzt namens Sharp (deshalb auch Sharp-Syndrom) als eigenständiges Krankheitsbild beschrieben. Bei allen Betroffenen findet man eine hohe Konzentration von Antikörpern im Blut, vor allem hohe Titer antinukleärer Antikörper (ANA).

Die Mischkollagenose verbindet („vermischt") die Symptome verschiedener Kollagenosen (z. B. systemischen Lupus erythematodes, Sklerose, Polymyositis oder Dermatomyositis).

Gelenkschmerzen (Arthralgien) und Gelenkentzündungen können wie bei einer chronischer Polyarthritis noch hinzukommen. In 80 bis 90 Prozent der Fälle liegt eine Lungenbeteiligung mit Rippenfellentzündung (Pleuritis) vor. Verschiedene Kollagenosen können sich bei der Mischkollagenose überlagern, sodass sie nicht eindeutig einem Krankheitsbild zugeordnet werden können, deshalb spricht man auch vom „Overlap-Syndrom" (Überlappungssyndrom).

Die Mischkollagenosen oder MCTD scheinen doch nicht so günstig zu verlaufen, wie Mediziner noch vor einigen Jahren vermutet hatten. Der Krankheitsverlauf kann leicht bis sehr schwer sein. Die Therapie orientiert sich an der Organbeteiligung.

Vollkommen ausgetrocknet – eine Patientengeschichte

„Ich fühlte mich wie Dörrobst!"
Vera L., eine 35-jährige Büroangestellte, klagte zunächst länger über ein „sandiges" Gefühl, ein Brennen und Jucken in ihren Augen. Durch die ständige Reizung tränten die Augen, wenn sie am Computerbildschirm saß. Einige Wochen später hatte Frau L. beim Bedienen der Computertastatur zusätzlich Schmerzen in den Fingergelenken. Ihr Mund war ständig trocken, sodass sie häufig Wasser trinken musste.

Frau L. vereinbarte einen Termin beim Internisten, der sie anschließend an einen Rheumatologen überwies. Nach eingehender Untersuchung teilte der Facharzt ihr mit, dass er verschiedene Antikörper (ANA, SS-A und SS-B) bei ihr gefunden habe und sie unter einem Sjögren-Syndrom (trockene Augen und Schleimhäute sowie Gelenkprobleme) leide, das unbedingt behandelt werden müsse.

Die Patientin erhielt eine künstliche Tränenflüssigkeit, die in halbstündigen Abständen getropft werden muss, Kortison in geringer Dosierung und als Basismedikament ein Antimalariamittel. Zusätzlich soll sie hin und wieder in eine Zitrone beißen oder Kaugummi kauen, um ihren eigenen Speichelfluss zu aktivieren. Beim Sjögren-Syndrom ist die Prophylaxe beim Zahnarzt sehr wichtig. Alle drei Monate muß Frau L. zur Kontrolle, um Karies durch den trockenen Mund vorzubeugen.

Sjögren-Syndrom (SS) und Sicca-Syndrom

Beim Sjögren-Syndrom versiegt die Flüssigkeitsabsonderung (Sekretion) von Tränen-, Speichel- und Talgdrüsen. Einige Patienten haben zusätzlich zum Brennen und Jucken der trockenen Augen, Trockenheit von Mund, Nase und Schleimhäuten im Genitalbereich, starke Gelenkschmerzen. Wenn die Tränendrüsen durch das Sjögren-Syndrom angegriffen sind, wird das Auge gereizt, rot und tut weh. Schleimhauttrockenheit stellt sich, manchmal auch zusammen mit einer Speicheldrüsenschwellung, erst im Krankheitsverlauf ein.

Ohne die entsprechenden Antikörper werden trockene Schleimhäute und Augen beim Lupus als „Sicca-Symptomatic" bezeichnet. Werden entsprechende Antikörper und eine Entzündung der Tränen- bzw. Speicheldrüsen festgestellt, spricht man vom „Sjögren-Syndrom" (SS).

SS kann alleine (primär) oder zusammen mit anderen Erkrankungen (sekundär) auftreten. Die Erkrankungsrate von Frauen und Männern verhält sich ähnlich wie bei SLE, etwa 9 zu 1. Die betroffenen Frauen sind meist zwischen 40 und 50 Jahren alt.

Typische Symptome bei SS

Eines der ersten Anzeichen kann sehr trockene Haut sein, da die Talgdrüsen nicht mehr genügend Fett zur Befeuchtung produzieren. Manchmal zeigt sich das Sjögren-Syndrom zuerst durch Organbeteiligung oder kleinen Hauteinblutungen (Purpura), den punktförmigen Blutergüssen in der Haut und in den Schleimhäuten. Kopfschmerzen, Speicheldrüsenentzündungen oder Lymphknotenveränderungen ergänzen manchmal das Krankheitsbild des Sjögren-Syndroms.

Die Diagnostik beim Sjögren-Syndrom

Zur Diagnose misst der Augenarzt die Menge der Tränenflüssigkeit mit dem Schirmer-Test. Um die Binde- und Hornhaut genau betrachten zu können, wird „Bengal rosa" getropft. Weitere Aussagen zum Sjögren-Syndrom kommen von Fachärzten nach der Messung des Speichelflusses und der Untersuchung der Speicheldrüsenfunktion mit radioaktiven Substanzen sowie einer Biopsie der kleinen Lippenspeicheldrüsen.

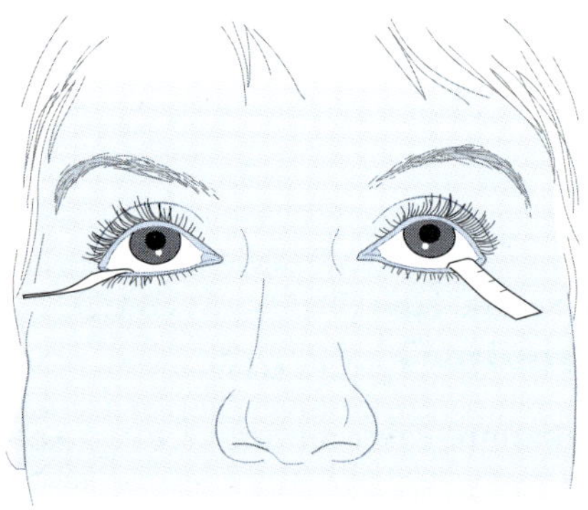

Der Schirmer-Test wird zur Diagnostik des Sjögren-Syndroms herangezogen. Mit ihm misst der Augenarzt die Menge der produzierten Tränenflüsigkeit.

Die Behandlung des Sjögren-Syndroms

Die Behandlung erfolgt, je nach Schwere der Erkrankung, mit ähnlichen Mitteln wie bei Lupus.

Beim Sjögren-Syndrom sind alle Faktoren zu meiden, die zu einer weiteren Austrocknung führen können, z. B. Rauchen, trockene und überheizte Raumluft, das Gebläse in Autos oder von Klimaanlagen. Große Brillengläser erweisen sich häufig als nützlich, weil dahinter eine feuchte Kammer entstehen kann, die das Auge nicht so rasch austrocknen lässt.

So können Sie aktiv an der Behandlung mitwirken:

- Oberstes Gebot ist eine gute Mundhygiene und regelmäßige zahnärztliche Kontrollen.
- Meiden Sie Medikamente gegen Depressionen und Husten, sie können das Trockenheitsgefühl verstärken.
- Fetthaltige Lösungen sind die optimale Pflege für Ihre Haut, östrogenhaltige Cremes verbessern die Schleimhäute der Vagina.
- Seien Sie vorsichtig mit Kosmetika, da es oft zu Unverträglichkeiten kommt.
- Schützen Sie sich vor Kälte, insbesondere bei einem begleitenden Raynaud-Syndrom (siehe dazu Seite 148).

Andere Ursachen für trockene Augen und Schleimhäute

Nicht immer ist das Sjögren-Syndrom schuld an trockenen Schleimhäuten und Augen. Erschrecken Sie also nicht gleich, wenn Sie zwischen 40 und 50 Jahren alt sind und plötzlich Beschwerden dieser Art auftauchen. Ursachen eines trockenen Auges können auch vergleichsweise harmlose Faktoren sein, z. B.

- Wasserverlust,
- Mangelkrankheiten,
- hormonelle Störungen,
- Medikamenteneinnahme,
- aktuelle Infektionen.

Das Gleiche gilt für verminderte Speichelbildung, wobei neben Angst und Erregung auch noch Zuckerkrankheiten dafür verantwortlich gemacht werden.

Das Antiphospholipid-Antikörpersyndrom (APS) oder Hughes-Stovin-Syndrom

Bereits 1952 vermuteten Forscher unbekannte Faktoren im Blut von Kollagenose-Patienten als Ursache von Störungen, konnten dies jedoch nicht beweisen. Weil viele Lupus-Betroffene eine seltsame Blutgerinnung aufwiesen, nannten sie den entsprechenden Faktor im Blut „Lupus-Antikoagulant" (als „Antikoagulant" bezeichnet man ein die Blutgerinnung hemmendes oder verzögerndes Mittel).

Erst Anfang der 80er-Jahre des 20. Jahrhunderts entdeckte in Großbritannien ein Arzt namens Hughes-Stovin (daher auch Hughes-Stovin-Syndrom) vermehrt Antikörper (z. B. das Lupus Anticoagulant) im Blut von SLE-Patienten mit verlängerter Gerinnungszeit.

Phospholipide sind Fette, die vielen Zellen als Baustoff, besonders für die Zellwand, dienen. Gegen solche Phospholipide richten sich die beobachteten Antikörper. Im Labor konnte ein scheinbarer Gegensatz nachgewiesen werden: Bei Patienten mit diesen Antikörpern kann die verringerte Blutgerinnung tatsächlich Thrombosen oder Embolien auslösen.

Ein positiver Wassermann-Test

Bei APS-Patienten ergibt sich manchmal ein so genannter „falsch positiver Syphilis- oder Wassermann-Test". Biologisch „falsch positiv" ist er deshalb, weil bei den Patienten typische Antikörper (Reagine) der Syphilis im Blut nachgewiesen werden, obwohl sie überhaupt nicht an Syphilis leiden.

Die Laboruntersuchung, die zur Erkennung der Syphilis dient, besteht aus einem Reagens (chemischer Stoff), dem ein Phospholipid zugesetzt wird, auf das die Antikörper im Blut der Lupus-Patienten empfindlich sind und deshalb positiv reagieren.

Lupus und APS

Bei 2 Prozent der gesunden Bevölkerung sind Antiphospholipid-Antikörper nachweisbar. Ungefähr die Hälfte aller Lupus-Patienten haben ein Lupus-Antikoagulant oder Antiphospholipid-Antikörper. Im Labor werden heute meist mehrere dieser Antikörper mit ihren Untergruppen bestimmt.

Jeder Lupus-Patient sollte heutzutage auf entsprechende Antikörper untersucht werden, vor allem, wenn eine verlängerte Blutgerinnungszeit (PTT) beobachtet wird, da dies auf ein Lupus-Antikoagulant schließen lässt.

Das Antiphospholipid-Antikörpersyndrom kann als primäre (PAPS) oder sekundäre Erkrankung (APS) auftreten, d. h. alleine oder im Zusammenhang mit SLE bzw. anderen entzündlich-rheumatischen Erkrankungen.

Spezifische Gefahren bei APS

Eine funktionierende Blutgerinnung ist ein großartiger Selbstschutzmechanismus des Körpers, der dafür sorgt, dass z. B. verletzte Gefäße sich rasch schließen. Das Ganze ist ein komplexer, in mehreren Phasen ablaufender Vorgang, an dem 13 verschiedene Blutgerinnungsfaktoren beteiligt sind.

- Die Phospholipid-Antikörper im Blut von APS-Patienten verändern die Blutgerinnung derart, dass Blutgerinnsel (Thromben) häufig die Venen und Arterien an Beinen und Armen oder die Gefäße im Kopf-, Brust- und Bauchraum verstopfen und Thrombosen, also gefährliche Gefäßverschlüsse, verursachen.
- Bei APS können Blutungen aus nur kleinen Verletzungen verlängert oder verstärkt sein, Gerinnsel sowie Durchblutungsstörungen in allen Teilen des Körpers, insbesondere des Gehirns, auftreten. Junge Menschen leiden dann bereits unter Schlaganfällen, Herzinfarkten oder Krampfanfällen.
- Bei Frauen, die unter Antiphospholipid-Antikörpern leiden, lässt sich eine Neigung zu Fehlgeburten beobachten. Sie finden meistens im zweiten Drittel der Schwangerschaft statt und werden durch Infarkte in der Plazenta ausgelöst.

Frauen mit mehreren Fehlgeburten sollten daher immer auf APS untersucht werden, auch wenn oft andere Ursachen dahinter stecken können.

Die Thromboseneigung von Antikörperträgern

Die Mehrheit aller Antikörperträger kann unbehandelt bleiben und erleidet nie Thrombosen. Die Frage, weshalb viele Menschen trotz ihrer Antikörper nie klinische Symptome entwickeln, lässt sich heute noch nicht beantworten.

Von APS spricht man erst, wenn zusätzlich zu den Antikörpern ein klinischer Befund, z. B. Thrombose, Embolie, Blutplättchenmangel (Thrombozytopenie), Schlaganfall oder Abort vorliegt.

Achtung: Da APL-Antikörper auch nur vorübergehend auftreten können, z. B. im Rahmen von Infekten, ist zur Diagnose eines APL-Syndroms der wiederholte Nachweis von APL-Antikörpern oder Lupus-Antikoagulant im Abstand von mindestens 2 bis 3 Monaten erforderlich.

Therapiemöglichkeiten bei APS

Fünf Alternativen stehen derzeit beim Antiphospholipid-Antikörpersyndrom zur Verfügung:
1. der Verzicht auf eine Behandlung
2. niedrig dosierte Aspiringabe (100 mg pro Tag) o. Ä.
3. die Behandlung mit Kortison oder Immunsuppressiva
4. die Behandlung mit Kumarinderivaten (z. B. Falithrom, Marcumar)
5. die Behandlung mit Kumarinderivaten oder Heparin plus ASS

In leichten Fällen kann auf eine medikamentöse Therapie verzichtet werden. Vielen Betroffenen ist schon mit einer regelmäßigen Aspirineinnahme zufriedenstellend geholfen. Die Behandlung mit Kortison und Immunsuppressiva hat sich bei APS ebenfalls bewährt.

Kumarin ist ein Duftstoff (Riechstoff), der in zahlreicher Pflanzen vorhanden ist, so zum Beispiel im Waldmeister. Er wirkt auch nach der Aufnahme über den Mund (oral) gerinnungshemmend, entzündungshemmend (antiphlogistisch) und gegen Ödeme (antiödematös). Kumarinderivate, das sind sind vom Kumarin abgeleitete Substanzen, die oral verabreicht werden.

Mögliche Nebenwirkungen

Um Nebenwirkungen weitgehend auszuschließen, wird in der täglichen Praxis meist eine milde Behandlung mit niedrig dosierter Azetylsalizylsäure (ASS) bevorzugt, solange keine Symptome auftreten, die eine drastischere Methode erfordern.

Wirksamer, aber zugleich mit der Gefahr stärkerer Nebenwirkungen, sind Kumarinderivate wie Marcumar (Warfarin in den USA) oder Heparin. Zu den Nebenwirkungen zählen Blutungen, Haarausfall oder auch Hautausschlag mit juckenden Quaddeln (Urtikaria).

Bei einer Behandlung mit Kumarinderivaten ist die Einstellung des Medikaments abhängig vom Quick- oder INR-Wert des Patienten (siehe dazu auch den Exkurs auf Seite 143). Das ist lebenswichtig, weshalb Sie, sofern Sie Blutverdünnungsmittel einnehmen, Ihren Quick-Wert alle 2 Wochen im Labor bestimmen lassen sollten.

Der „richtige" Quick-Wert

Derzeit wird nicht nur in Deutschland über den günstigsten Quick- bzw. INR-Wert bei der Behandlung mit Kumarinderivaten diskutiert. Da die Gefahr einer Blutung bei hohen INR-Werten steigt, die Gefahr einer Thrombose dagegen bei niedrigen Werten, glaubt man heute mit einem INR von 2 bis 3 „richtig zu liegen". Einige Fachleute gehen davon aus, dass die INR sogar bis 3,5 reichen sollte, da sonst noch Thrombosen auftreten können. Verständlicherweise scheuen viele Patienten die Blutab-

Quick-Wert und INR

Die Behandlung mit gerinnungshemmenden Mitteln (Antikoagulanzien) wie Marcumar oder Falithrom soll die Entstehung von Gerinnseln (Thrombosen) verhindern, die zu Gefäßverschlüssen führen können. Antikoagulanzien senken verschiedene Gerinnungsfaktoren im Blut, wodurch die Gerinnungszeit verlängert wird. Im Labortest wird die Thromboplastinzeit ermittelt (die Zeitspanne, innerhalb der das Blutplasma nach dem Zusatz von Thrombokinase gerinnt).

- Der „Quick-Wert" (nach dem amerikanischen Arzt Quick) ist die hierzulande immer noch gebräuchliche Einheit in Prozent.
- Die „International Normalized Ratio" (INR) gibt die Vervielfachung der normalen Gerinnungszeit an: Eine INR von 1 entspricht der normalen Gerinnungszeit bzw. einem Quick-Wert von 100 Prozent. Eine INR von 3,0 bedeutet eine Verdreifachung der Gerinnungszeit von 100 Prozent Quick. Dieser Wert ist ein international verständlicher Wert, der überall vergleichbar ist.

Achtung: Quick-Wert und INR sind gegenläufig. Wird aufgrund der Behandlung mit Marcumar die Thromboplastinzeit verlängert, so steigt die INR an und der Quick-Wert fällt ab.

Die INR gibt also übergeordnet die notwendige Verlängerung der Gerinnungszeit in einer Zahl an, während der Quick-Wert je nach verwendeter Kontrollmethode ganz unterschiedliche Prozentwerte liefert.

Die Angabe in Quick-Prozent allein erlaubt keine sichere Aussage. Auch bei Vergleichen von Gerinnungszeiten im In- und Ausland, wo mit unterschiedlichen Methoden gearbeitet wird, dient nur die INR als gute Basis.

nahme aus der Vene in so kurzen Abständen. Gilt das auch für Sie? Dann lernen Sie einen Weg kennen, Ihren INR-Wert selber zu bestimmen.

- Die Selbstbestimmung des INR-Werts

Die Firma Roche Diagnostics GmbH in Mannheim hat ein so genanntes „Coagucheckgerät" dazu entwickelt: Mit einem kleinen Stich in die Fingerspitze entnehmen Sie selbst einen Tropfen Blut aus dem Finger.

Um dieses sehr teure Gerät zu bekommen, müssen Sie zuvor an einer Schulung teilgenommen haben. Erst danach kann es über die Krankenkasse beantragt werden. Doch es lohnt sich bei der Einnahme von Blutverdünnungsmitteln, dieses Gerät regelmäßig zu benutzen, da die schwierige Einstellung auf genaue INR-Werte dadurch erleichtert wird und Sie unabhängig von laufenden Arztbesuchen sind. Mehr Informationen dazu finden Sie im TRIAS-Ratgeber „Gerinnungskontrolle leicht gemacht".

Progressive systemische Sklerose (PSS) oder auch Sklerodermie

Der Begriff „Sklerodermie" kommt aus dem Griechischen und bedeutet „harte Haut". Sklerodermie ist eine Autoimmunkrankheit des Gefäß- und Bindegewebes, in deren Verlauf sich die Haut verhärtet. Sie kann in 2 Formen auftreten, als

- lokalisierte (örtlich begrenzte) Sklerose der Haut (zirkumskript) oder
- generalisierte Sklerose mit Organbeteiligung (systemisch).

Wieder sind Frauen deutlich häufiger betroffen als Männer: 3- bis 4-mal so oft. PSS tritt meist im 3. bis 5. Lebensjahrzehnt auf. Die Ursachen sind noch nicht bekannt. PSS kann eine primäre oder sekundäre Erkrankung sein.

Bei Beginn der Erkrankung werden kleine Blutgefäße betroffen, deren Wand sich verdickt, was den Blutfluss stört. Im Verlauf der Erkrankung verhärten sich die Haut und das Unterhautgewebe und lassen sich schlecht gegeneinander verschieben. Der so genannte „Tabaksbeutelmund, das Maskengesicht, sowie das verkürzte Zungenbändchen" sind charakteristische Symptome der Sklerodermie.

Das CREST-Syndrom

Das CREST-Syndrom ist eine klinische Variante der Sklerodermie mit spezieller Verlaufsform. Die Buchstaben stehen für

- Calzinose (Verkalkungen im Gewebe durch vermehrte Ablagerung von Kalksalzen),
- Raynaud-Syndrom (siehe dazu Seite 148),
- Esophagus-Motilitätsstörung (Esophagus = Speiseröhre, Motilität = Bewegung, also Schluckstörung.
- Sklerodaktylie (Verhärtung des Bindegewebes an Fingern oder Zehen) und
- Teleangiektasie (sichtbare Erweiterung der kleinsten Blutgefäße auf der Haut).

Im Autoimmunlabor sind beim CREST-Syndrom ebenfalls spezifische Antikörper zu finden. Zu einer Gefäßbeteiligung oder Hautsklerose kommt es dabei jedoch seltener.

Die Prognose ist günstiger als bei progressiver systemischer Sklerose mit diffuser (auf viele Bereiche ausgedehnte) Sklerodermie, weil Organmanifestationen im Krankheitsverlauf erst spät auftreten.

Polymyositis (ohne Hautbeteiligung) und Dermatomyositis (PM und DM)

Beides sind Autoimmunerkrankungen mit Beteiligung der Muskulatur, die in enger Beziehung zueinander stehen, weshalb sie klinisch auch häufig als „Dermatomyositis-Polymyositis-Komplex" bezeichnet werden, zu dem wiederum verschiedene Formen zählen.

Die Ursachen für Dermatomyositis und Polymyositis sind unbekannt. Es liegt, wie bei Lupus, eine Störung des Immunsystems mit Autoantikörperbildung vor.

Die Polymyositis ist eine entzündliche Muskelerkrankung mit Muskelschwäche und Muskelschmerzen vor allem im Beckengürtel-, Nacken- und Schlundbereich. Es sind hauptsächlich die Muskeln der rumpfnahen Gliedmaßen betroffen. Zu diesen Symptomen können Fieber und ein allgemeines Krankheitsgefühl kommen.

Bei vielen Patienten treten im späteren Verlauf Atrophien (Schwund von Zellen, Gewebe und Organen) auf. Die Therapie besteht, vergleichbar jener bei Lupus, in Kortikoiden und Immunsuppressiva (z. B. Azathioprin).

Manche Patienten leiden gleichzeitig an Dermatomyositis. Frauen und Mädchen (ca. 20 Prozent aller Fälle sind Kinder) trifft es mehr als doppelt so häufig wie Männer und Jungen.

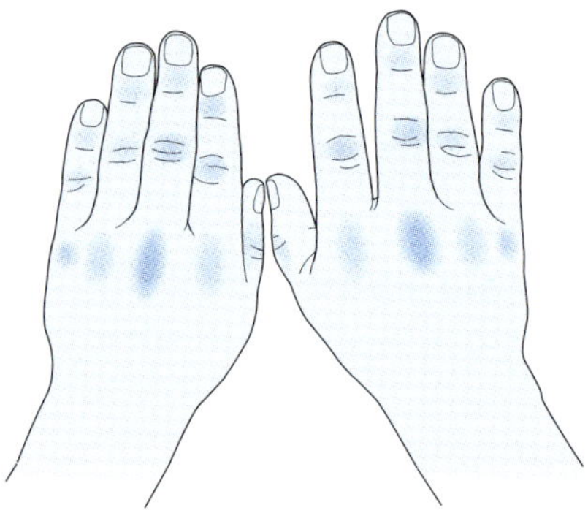

Bläuliche Verfärbung der Haut über den Fingergelenken bei Dermatomyositis.

Bei der Dermatomyositis (sie zählt zu den Pseudosklerodermien, weil die Hautveränderungen denen bei Sklerose ähneln) wird in das Polymyositis-Krankheitsbild zusätzlich die Haut mit einbezogen. Dermatomyositis kann in jedem Lebensalter, also auch bereits in der Kindheit, auftreten.

Die Symptome sind variable (nicht immer gleich bleibende) Hautveränderungen, typisch weinrot bzw. lila. Im späteren Stadium verhärtet sich die Haut häufig (Sklerose) oder es kommt zu einem Schwund (Hautatrophie). Zur Therapie gehören Kortikosteroide und, wenn nötig, Immunsuppressiva (z. B. Azathioprin oder Methotrexat).

Zweiterkrankungen bei Lupus erythematodes

Lupus als „ungebetener Dauergast" des Körpers wird im Lauf der Zeit belastender. Neue Symptome können hinzu kommen und die Krankheit weitet sich aus. Sekundärerkrankungen sind dann eine Folge der Grundkrankheit Lupus, sie entwickeln sich in Abhängigkeit von den Einschränkungen, die LE dem Organismus bereitet. Ob Gefäße, Muskeln, Weichteile oder Knochen: Die Stellen, an denen Lupus „nagt", sind auch die Schwachpunkte für Zweiterkrankungen, vielleicht erst nach Jahren oder gar Jahrzehnten. Daher sollte man sie bei den regelmäßigen ärztlichen Kontrolluntersuchungen zum Gegenstand gründlicher Vorsorge machen.

Vaskulitis (Mehrzahl Vaskulitiden)

„Vaskulär" heißt zu den Körpergefäßen gehörend. Bei Vaskulitis handelt es sich um Entzündungen im Bereich kleiner oder großer Blutgefäße, die immer von der Gefäßwand ausgehen. Es gibt viele unterschiedliche Formen der Vaskulitis und sie kann primär oder sekundär (als Folge von Lupus) vorkommen.

Vor 10 Jahren galten Vaskulitiden noch als extrem selten. Heute können sie durch erheblich verbesserte Untersuchungsmethoden einfacher und schneller diagnostiziert werden.

Vaskulitiden, die im Zusammenhang mit Lupus entstehen, betreffen meist nur feine arterielle und venöse Blutgefäße und können in allen Organen, besonders jedoch in Nieren, Lungen und Gehirn, auftreten.

Vaskulitis wirkt sich ähnlich aus wie Arteriosklerose, sie kann also für Herzinfarkt oder Schlaganfälle verantwortlich sein. Die Symptome hängen davon ab, welche Blutgefäße in welchem Teil des Körpers betroffen sind. Die Behandlung erfolgt meist mit Kortison oder, je nach Art und Schwere der Vaskulitis, mit Immunsuppression oder Zytostatika.

Das Raynaud-Syndrom

Diese Krankheit ist nach dem französischen Neurologen Maurice Raynaud benannt. Unter Raynaud-Syndrom versteht man Durchblutungsstörungen der Finger oder der Zehen. Es kommt zu Gefäßkrämpfen, einem Kribbeln und Verfärben des betroffenen Bereichs: erst weiß, dann blau (Zyanose, als Folge von Sauerstoffmangel im Blut), dann rot (die reaktive Hyperämie, als Folge vermehrter Durchblutung) in den entsprechenden Partien.

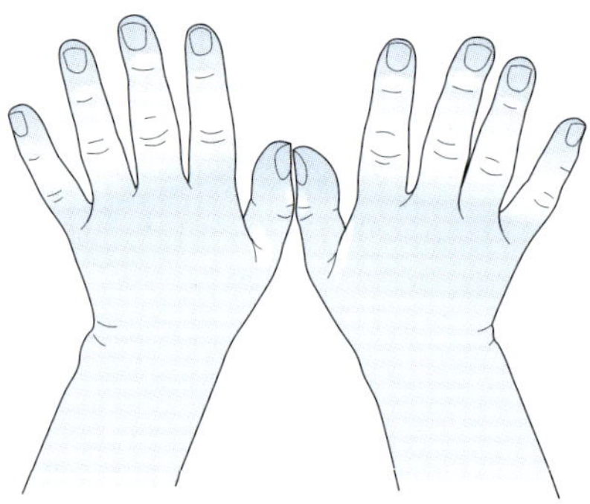

Das Raynaud-Phänomen der Hände.

Bei längerem Bestehen entwickeln sich sekundäre Schäden an den Gefäßwänden. Die Folgen in schweren Fällen sind Absterben von Zellen und Gewebe (Nekrosen) und fressende Geschwüre, auch „Gewebebrand“ (Gangräne).

Man unterscheidet grundsätzlich zwei Formen:

- Das primäre Raynaud-Syndrom

Hier treten die beschriebenen Symptome ohne erkennbare Grunderkrankung auf. Inzwischen weiß man, dass hormonelle Faktoren mitwirken sowie eine erbliche Veranlagung (Disposition). Als Auslöser kommen Schadstoffe von innen oder außen (endo- und exogene Noxen) infrage, allerdings auch psychische Belastung.

- Das sekundäre Raynaud-Syndrom

Die Symptome sind identisch. Das Syndrom tritt in vielen Fällen als sekundäre Erkrankung bei PSS, MCTD und CREST-Syndrom auf. Frauen sind hierbei wiederum viel häufiger betroffen als Männer, nämlich im Verhältnis 4 zu 1.

Da Kälte und Stress als Auslöser erkannt wurden, haben Betroffene die Möglichkeit, aktiv vorzubeugen:

- Schützen Sie Hände mit Handschuhen und Ihre Füße mit dicken Socken gut vor Kälte.
- Sorgen Sie für Bewegung der Hände und Füße.

- Machen Sie warme Handbäder.
- Nutzen Sie die Wirkungen geeigneter physikalischer Behandlungen (Massagen, Infrarottherapie).
- Auch autogenes Training kann helfen. Es wurde festgestellt, dass sich die Hauttemperatur bei Wärmeübungen um bis zu 4 Grad C steigern lässt.

Das Fibromyalgie-Syndrom

Bei der Fibromyalgie handelt es sich um eine chronische, nicht entzündliche Form eines rheumatischen Zustands, der ausschließlich die Weichteile des Körpers betrifft. Fibromyalgie ist keineswegs eine seltene Erkrankung und kann in primärer und sekundärer Form vorkommen. Patienten haben meistens eine verwirrende Vielfalt von Beschwerden, insbesondere Schmerzen am Übergang von Muskeln zu Sehnen. Knochen und Gelenke sind dagegen nicht betroffen. 18 besonders empfindliche Druckpunkte werden „tender points" genannt (davon mindestens elf schmerzempfindliche) und finden sich an den oberen und unteren Extremitäten, der Wirbelsäule und der vorderen Thoraxwand. Neben diesen Schmerzen treten im Verlauf der Krankheit zahlreiche sogenannte vegetative Beschwerden auf. Bei der Fibromyalgie findet der Arzt keine eindeutig messbar veränderten Laborwerte. Die Ursache der Erkrankung ist nicht eindeutig bekannt, vermutet werden Muskelverhärtungen (ohne Veränderung der Muskeln), eine erniedrigte Schmerzschwelle, depressive Stimmungslage oder neurohormonelle Veränderungen.

Schmerzverstärkend wirken Kälte, Stress und körperliche Überlastung. Begleitsymptome sind

- Schlafstörungen,
- Morgensteifheit,
- allgemeine Abgeschlagenheit und Müdigkeit,
- Kribbeln und „Einschlafen" der Glieder (Parästhesien),
- Magen- und Darm- sowie Verdauungsprobleme.

Schmerzlindernd wirken Wärmeanwendungen und mäßige Aktivität.

- Als primäre Erkrankung unklarer Herkunft findet man die Fibromyalgie häufig bei Frauen im Alter zwischen 30 und 50 Jahren (80 Prozent aller Patienten).
- Als sekundäre Erkrankung tritt sie u. a. bei SLE und anderen rheumatischen Erkrankungen auf (20 Prozent aller Patienten).

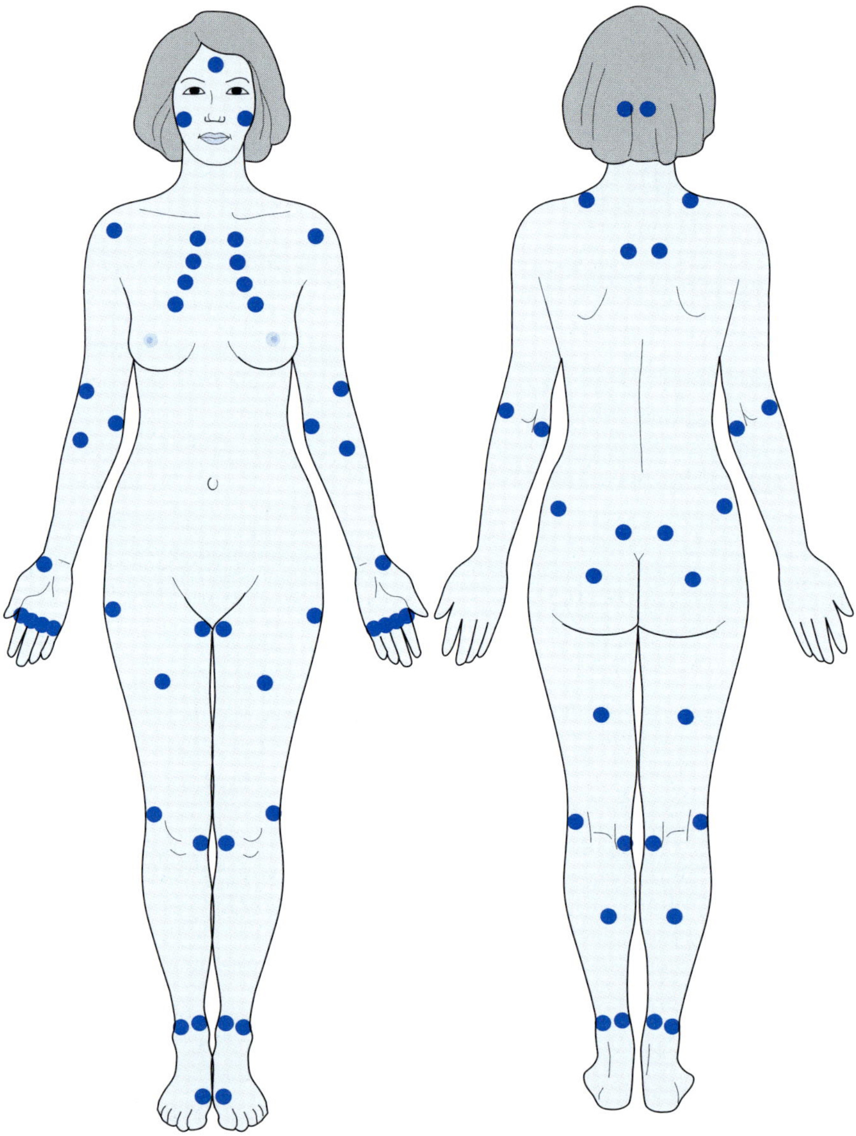

Die Schmerzpunkte „tender points“ zur Erkennung einer Fibromyalgie.

Achtung: Drängen Sie darauf, dass Ihr Arzt genau abklärt, ob Ihre Schmerzen eventuell von der Zweiterkrankung Fibromyalgie herrühren, denn die Behandlung einer Fibromyalgie erfordert ganz andere Therapien.

Osteoporose

Der Begriff „Osteoporose" stammt aus dem Griechischen und bedeutet „Durchgang, Pore". Bei Osteoporose werden die Knochen tatsächlich porös, das feste Knochengewebe schwindet und die Markräume vergrößern sich. Im selben Maß steigt die Anfälligkeit für Brüche.

Warum es überhaupt zu Osteoporose kommt, ist bis heute nicht geklärt. Man unterscheidet auch hier
- die primäre und
- die sekundäre Osteoporose.

Bei der primären Form spielt häufig Östrogenmangel eine Rolle, z. B. bei Frauen nach der letzten Regelblutung (Menopause). Mit fortschreitendem Alter nimmt auch Osteoporose zu. Bei der sekundären Form liegt eine Grunderkrankung vor, die der Osteoporose den Weg bereitet durch Einnahme von z. B. Kortison.

Osteoporose gilt als eine typische Alterskrankheit. Doch schon jüngere Frauen mit Lupus leiden an Osteoporose als mögliche Folge ihrer Erkrankung oder deren Behandlung.

Wahrscheinlich ist, dass Osteoporose nicht durch Lupus, sondern durch die medikamentöse Therapie ausgelöst wird, z. B. durch Glukokortikoide und Heparine. Sie greifen die Knochensubstanz an und erhöhen damit die Brüchigkeit.

Die Gefahr einer Verringerung der Knochendichte ist in den ersten 3 bis 6 Monaten der Einnahme neuer Medikamente besonders groß. Deshalb muss die Knochendichte öfter gemessen werden. Für Patienten mit erhöhtem Osteoporoserisiko sollte der Einsatz von Kalzium und Vitamin D (ein gesunder Effekt von Sonneneinstrahlung, die Lupus-Betroffene wegen ihrer erhöhten Empfindlichkeit meiden müssen) zur Routine gehören. Auch andere Medikamente gegen Osteoporose (z. B. Bisphosphonate) können zur Vorsorge genutzt werden.

Achtung: Hormone spielen für den Knochenbau und seine Erhaltung eine wichtige Rolle. Wenn Sie also jenseits der Wechseljahre sind und Ihr Arzt Hormonmangel feststellt, sollte – trotz Lupus – die Gabe von Östrogen-Gestagen-Präparaten (Hormonsubstitution) erwogen werden.

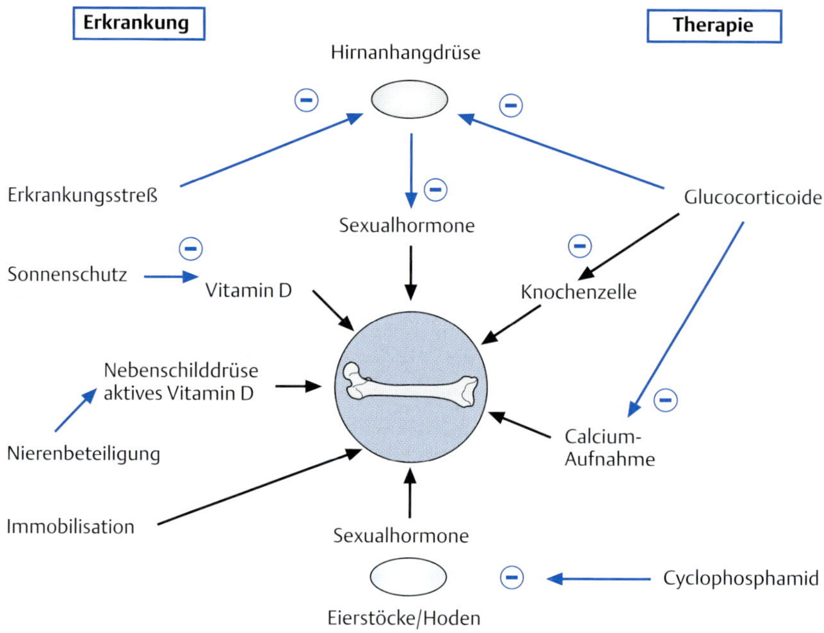

Die Einflussfaktoren auf die Knochendichte bei SLE.

Allergien

Allergien sind überempfindliche Reaktionen des Organismus auf bestimmte körperfremde Stoffe. Dazu kommt es bei SLE und anderen Kollagenosen besonders häufig, denn das Immunsystem ist aus den Fugen geraten. Lupus-Betroffene reagieren oftmals auf Medikamente und Kosmetika allergischer als Gesunde.

Bei jeder Kollagenoseerkrankung sollte eine spezielle Allergiediagnostik betrieben und ein Allergiepass ausgestellt werden, in dem sämtliche Stoffe aufgeführt sind, die bei dem betreffenden Patienten Allergien auslösen.

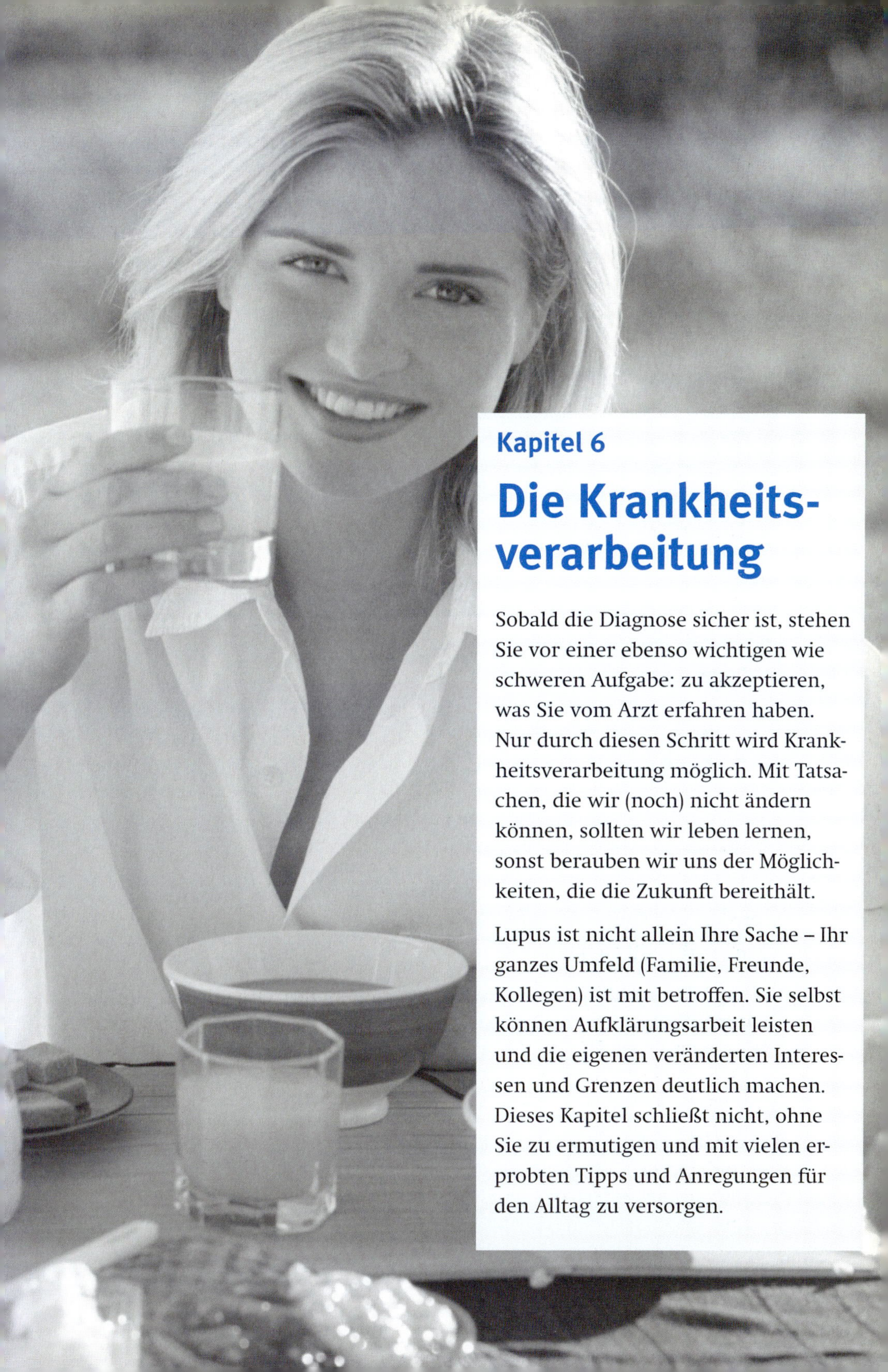

Kapitel 6

Die Krankheitsverarbeitung

Sobald die Diagnose sicher ist, stehen Sie vor einer ebenso wichtigen wie schweren Aufgabe: zu akzeptieren, was Sie vom Arzt erfahren haben. Nur durch diesen Schritt wird Krankheitsverarbeitung möglich. Mit Tatsachen, die wir (noch) nicht ändern können, sollten wir leben lernen, sonst berauben wir uns der Möglichkeiten, die die Zukunft bereithält.

Lupus ist nicht allein Ihre Sache – Ihr ganzes Umfeld (Familie, Freunde, Kollegen) ist mit betroffen. Sie selbst können Aufklärungsarbeit leisten und die eigenen veränderten Interessen und Grenzen deutlich machen. Dieses Kapitel schließt nicht, ohne Sie zu ermutigen und mit vielen erprobten Tipps und Anregungen für den Alltag zu versorgen.

Mit Lupus leben lernen

Lupus wird Ihr Leben umkrempeln. Vielleicht ist das schon geschehen und es bleibt weiter ein Prozess. Doch Sie können diese Entwicklung aktiv beeinflussen. Und dabei sind Sie nicht allein, denn es gibt Hilfen und Helfer, die Sie wirksam unterstützen, Ihnen Halt und Zuversicht schenken können.

Sie sollten alles tun, um mit Lupus fertig zu werden, nur eines dürfen Sie nicht: sich verkriechen und aufgeben. Machen Sie Ihr Leben mit LE zu einem „Coming-out": Stehen Sie zu Ihrer Krankheit, setzen Sie (sich und anderen) neue Grenzen und suchen Sie bewusst die positiven Aspekte einer veränderten Existenz.

Der Diagnoseschock: Warum „Lupus" so schwer zu verkraften ist

„Ich bin chronisch krank!" Diese Erkenntnis ist zunächst ein Schock. Er wird umso größer, je schwerwiegender die Erkrankung ist. Bei Lupus ängstigt die Betroffenen ganz besonders, dass der Verlauf nicht vorhersehbar ist. Lupus haben heißt mit und in Ungewissheit leben. Das bedeutet, nicht mehr planen zu können wie vorher, vieles nicht mehr oder nur noch eingeschränkt unternehmen zu können. Was früher ganz selbstverständlich zu Freizeit und Beruf gehörte, sich manchmal mühsam erarbeiten zu müssen.

„Wie ich lernte, mit Lupus fertig zu werden" – eine Patientengeschichte

Helga W., eine 35-jährige Frührentnerin, erzählt:
„Von Anfang an war ich an einer eindeutigen Diagnose interessiert, denn ich dachte, dass sie auch eine klare Therapie und Prognose beinhalten würde. Doch da wurde ich enttäuscht, denn meine Krankheit heißt ‚Lupus erythematodes'.

Nach dem ersten Schock begann eine Zeit verzweifelten Suchens. Ich suchte gierig nach allen Informationen im Zusammenhang mit Lupus. Ich hoffte, so meine Unsicherheit und Unruhe abbauen zu können. Je besser ich im Detail informiert wäre, dachte ich, umso besser kann ich meine eigenen

Beschwerden einordnen und an der Therapie mitarbeiten. Die realistische Einschätzung meiner Erkrankung sollte mir Gelassenheit verschaffen.

Stattdessen wurde ich mit jeder neuen Erkenntnis über das Krankheitsbild immer wütender, ging aggressiv mit mir selbst und meinen Angehörigen um, die sich daraufhin zurückzogen. Und plötzlich kippte meine Wut um, ich fiel in ein tiefes Loch aus Hoffnungslosigkeit.

Mein Mann schickte mich zu einem Psychiater, der die Probleme von Lupus-Patienten kannte und eine schwere Depression diagnostizierte. Ein Antidepressivum half mir, mich zu sammeln. Dann begann ich eine Verhaltenstherapie. Die Psychologin zeigte mir, wie ich eine Art Tagebuch führen kann, worin ich alles in Bezug auf meine Krankheit notiere, z. B. meine Stimmungslage, Arztbesuche und die Erkenntnisse daraus, auch die Wirkung von Medikamenten. So bemerkte ich, dass einige der Präparate erst nach 2 bis 3 Monaten zu wirken anfingen. Die Psychologin brachte mir außerdem eine Entspannungstechnik (Feldenkrais) bei und vermittelte mich zu einem Qigong-Kurs. Erst in der Verhaltenstherapie lernte ich den Diagnoseschock wirklich zu verarbeiten und konstruktiv mit meiner Krankheit umzugehen.

Leider ist es manchen Ärzten gar nicht recht, dass ich jetzt mehr über Lupus weiß als sie selbst. Doch ich lege viel Wert darauf, ein mündiger Patient zu sein, um so meine Therapie aktiv mitgestalten zu können. Durch einen ausgefeilten Tagesplan habe ich meine Depression und Konzentrationsprobleme in den Griff bekommen. Früher ist mir der Tag oft entglitten. Ich wuselte überall herum und vergaß, was ich dringend tun musste, sogar einige Arzttermine, bis ich lernte, meine Zeit und Kräfte anders einzuteilen.

Seit Beginn der Frührente suche ich nach einem neuen Lebensinhalt, nach einer Aufgabe, die mir Halt und Bestätigung gibt. Inzwischen engagiere ich mich bei der Lupus erythematodes Selbsthilfevereinigung e.V. als Leiterin einer Selbsthilfegruppe. Andere Frauen sind mir für meine Ratschläge dankbar und mein Selbstwertgefühl steigt wieder. Auch mit meinem Mann, mit Angehörigen und Freunden läuft es jetzt viel besser. Ich habe die Diagnose bewältigt und mein Leben wieder im Griff."

Die Auswirkungen des Diagnoseschocks

Die Diagnose „Lupus" in ihrer ganzen Tragweite zu erfassen braucht Zeit, was nie von heute auf morgen passiert. Viele sind nach einer langen Odyssee, in der sie keine Klarheit über die eigentlichen Ursachen ihrer

Beschwerden bekamen, erleichtert, endlich zu wissen, woran sie sind. Doch hält dies meist nicht lange an, denn das neue Wissen schafft neue Ängste. Nun ist die Gefahr groß, in den an anderer Stelle schon beschriebenen Teufelskreis aus Psyche und Symptomen zu geraten, denn Konzentrations- und Aufmerksamkeitsstörungen nehmen zu, wenn Lupus als große Bedrohung empfunden wird. Viele versuchen jetzt, die Erkrankung zu verdrängen, wollen sie nicht wahrhaben. Sie stellen die Diagnose als Irrtum hin und reden sich ein, durch eine Verzögerung der Behandlung die „Fehldiagnose" ungeschehen machen zu können. Durch diese Flucht entfernen sie sich mehr und mehr von der Wirklichkeit. Angehörige, Freunde und Kollegen, die trösten und helfen wollen, werden – teilweise sehr aggressiv — zurückgewiesen, denn „das stimmt ja alles gar nicht". Bald wissen die Betroffenen nicht mehr, wie sie mit Lupus und seinen unvermeidlichen Schüben umgehen sollen. Sie ziehen sich zurück, versinken in eine Depression, die wiederum die Symptome verstärkt und aus der sie allein nur sehr schwer herauskommen können.

Erste Schritte in ein anderes Leben

Nach der Lupus-Diagnose ist es für Sie besonders wichtig, sich in die Hände von Ärzten oder Psychologen zu begeben, die Erfahrung in der Behandlung chronisch Erkrankter haben und mit den Betroffenen einen Behandlungsplan ausarbeiten können.

So kann Ihr eigener Beitrag zur Behandlung aussehen:

Fangen Sie es richtig an, schauen Sie dem „Gegner" ins Auge und erarbeiteten Sie sich ein Stück Sicherheit durch Wissen und Mitredenkönnen.

- Informieren Sie sich über Symptome, Medikamente und Therapien.
- Studieren Sie entsprechende Ratgeber.
- Schließen Sie sich einer Selbsthilfegruppe an.
- Nehmen Sie an Patientenschulungen und Seminaren teil, die überall in Deutschland angeboten werden.

Das Lupus-Tagebuch

Für Ihre eigenen Beobachtungen rund um die Auswirkungen von Lupus können Sie – wie die Patientin in der Fallgeschichte – eine Art Tagebuch führen, in dem Sie alles Wesentliche oder Auffällige notieren, z. B.:

- wann welche Art von Schmerzen auftreten,
- was zuvor passiert ist, wenn sie sich verstärken,
- welche Medikamente wann Erleichterung verschaffen,
- welche Unverträglichkeiten und Empfindlichkeiten Sie bemerken.

Dieses Tagebuch kann in zweifacher Hinsicht eine Hilfe sein:
Sie lernen, Ihre Gedanken zu sortieren, Symptome einzuordnen und Ihren Körper besser zu beurteilen. Sie sollten es dem Arzt vorlegen, der anhand Ihrer Daten die günstigste Therapie für Sie und mit Ihnen entwickeln kann.

Veränderungen in einem Leben mit Lupus

Egal, wer in Ihrer Familie an Lupus erkrankt ist: Betroffen sind alle. In jedem Fall verändern sich die Abläufe und die Organisation im Alltag, denn Arztbesuche und Therapien (z. B. Krankengymnastik), die zuverlässige Tabletteneinnahme und der gestiegene Ruhebedarf müssen in die Tages- und Wochenplanung mit einbezogen werden.

Auswirkungen auf das Familienleben

Ihre nächsten Angehörigen sollten über die Krankheit informiert werden. Das gilt auch für Ihre Eltern, Opa und Oma, Onkel oder Tante, sowie alle die mit Ihnen im selben Haushalt leben. Nur wenn Ihre Bezugspersonen wissen, wie Lupus sich auswirken kann, lassen sich Konflikte im Miteinander entschärfen.

Es ist Ihre Aufgabe, wiederholt deutlich zu machen, dass Müdigkeit oder Gereiztheit Folgen der Erkrankung sind und nicht Ausdruck einer momentanen Laune oder Unlust.

Wenn die erste Welle der Fürsorge vorbei ist und sich der Alltag wieder normalisiert hat, besteht die Gefahr, dass Ihre Klagen kein Gehör mehr finden und Sie nicht mehr ernst genommen werden. Vertreten Sie so ruhig und sachlich, aber auch so entschieden wie möglich Ihre (neuen) Interessen und grenzen Sie sich gegen alles ab, was Sie überfordert.

Andererseits sollte sich weder bei Ihnen noch in Ihrem unmittelbaren Umfeld alles nur noch um Lupus drehen. Wenn die Krankheit zum Dreh-

und Angelpunkt des Familienlebens gerät, wird Lupus ein verhasster Stressfaktor und dauerhafte Konflikte sind vorprogrammiert.

Persönlichkeitsveränderungen durch Lupus

Lupus ist chronisch, trotzdem ist den Erkrankten oft nichts davon anzusehen. Sie fühlen sich erschöpft, haben Schmerzen, Temperatur und sind anfällig für Infektionen. Sie leiden unter den Nebenwirkungen der Medikamente und nichts ist mehr wie früher. Nur chronisch Erkrankte können nachempfinden, wie ein ständig schmerzender Körper eine schlechte psychische Verfassung nach sich zieht. Auch den Stress mit Ihrer Umgebung kann Ihnen niemand abnehmen. Sie werden lernen müssen, ihn zu meistern.

Natürlich bleibt die Persönlichkeit davon nicht unberührt. Sie sehen vieles mit anderen Augen, Sie handeln und reagieren entsprechend anders, für die Bekannten ungewohnt.

Lupus setzt viele Grenzen neu

Eins wird Ihnen bald klar: Ihr Leben, wie es früher war, ist mit Lupus vorbei. Die Aktivitäten des beruflichen und privaten Alltags, soziale Beziehungen, Hobbies – alles zusammen überfordert Sie oft. Täglich verändern sich Ihre Kräfte und Lupus setzt Ihnen neue Grenzen. Ein Infekt, den Gesunde leicht wegstecken, kann bei Ihnen massive Therapie und weitere Einschränkungen bedeuten. Die Angst vor dem nächsten Schub wird zum ständigen Begleiter.

Von den täglichen Belastungen kann Sie nichts befreien. Angehörige und Freunde sind oft überfordert, da sie nicht nachvollziehen können, wie es Ihnen körperlich und seelisch geht.

In dieser Situation kann Ihnen vielfach nur eine Psychotherapie helfen, um mit den neuen inneren und äußeren Verhältnissen so umgehen zu lernen, dass Sie nicht daran zerbrechen. In einer Therapie stoßen Sie auch auf offene (und erfahrene) Ohren für die Gefühle der Ohnmacht, Wut und Enttäuschung, mit denen Sie immer wieder zu kämpfen haben.

Lupus-Selbsthilfegruppen

Auch die nächsten Angehörigen leiden unter Ihrer Erkrankung und den damit verbundenen Einschränkungen, denen sie ständig ausgesetzt sind. Langfristig können Sie daher nicht allzu viel Verständnis erwarten.

Ein Kreis von Betroffenen mit der gleichen Erkrankung könnte hingegen für Sie eine Hilfe sein. Hier weiß man, wie Sie sich fühlen und kann Ihnen mit Rat (und Tat) zur Seite stehen. Lernen Sie von den anderen Teilnehmern,

- wie Sie Ihren Tagesablauf neu organisieren,
- wie Sie die Hilfe anderer am besten in Anspruch nehmen,
- wie Sie mit den psychischen Belastungen besser fertig werden,
- wie Sie sich offen mit der Krankheit auseinandersetzen und Ihrer Angst vor der Zukunft begegnen können.

Leider dient der Besuch von Selbsthilfegruppen vielen Betroffenen nur als Strohhalm, an den sie sich zu Beginn ihrer Erkrankung klammern. Später, vor allem nach einem Ausstieg aus dem Berufsleben, ziehen sie sich zurück. Doch denken Sie daran, dass Sie mit Ihren Erfahrungen anderen Betroffenen helfen können, die erst am Anfang der Krankheitsbewältigung stehen.

Auswirkungen auf das Berufsleben

Lupus und Beruf – das bedeutet eine völlige Umorientierung. Die Arbeitsqualität hängt künftig ganz entschieden von Ihrer gesundheitlichen Verfassung ab und die wiederum (Sie haben es schon gehört) davon, ob Sie für genügend Ruhepausen sorgen können.

- Wenn es in Ihrem Job nicht möglich ist, einen kürzeren oder stressfreieren Berufsalltag zu erreichen, sollten Sie sich entweder verändern oder auch umschulen lassen. Eine endgültige berufliche Planung gibt es bei Lupus ohnehin nicht. Jeder Schub kann bedeuten, dass neue Wege der Lebensgestaltung gesucht werden müssen.

- Ihre Gesundheit geht vor! Bereits geringe körperliche und seelische Belastungen können Krankheitsaktivitäten auslösen. Es ist schwer damit umzugehen. Sie müssen lernen, in Ihrem Tagesablauf Raum für Kreativität und Flexibilität zu schaffen und sich zeitlich nicht zu „eng" zu setzen. Auch dazu kann Ihnen der Besuch einer Selbsthilfegruppe Anregungen liefern.

Vom täglichen Umgang mit der Krankheit

Jeder Mensch hat seine eigene Art, Schwierigkeiten, Hindernisse oder Verlust zu beantworten. Das trifft auch für den Umgang mit Lupus zu.

- Manche sehen in der Krankheit einen Schicksalsschlag. Wer ihn nicht als „göttliche Fügung" akzeptieren kann, versucht vielleicht, mit dem Schicksal „ins Geschäft zu kommen". Er tritt religiösen Vereinigungen bei, bringt Spenden auf, steckt Unsummen in unbewiesene Behandlungsmethoden – und kann trotzdem das Schicksal nicht bezwingen.
- Andere versuchen, die Krankheit einfach zu ignorieren, indem Sie so tun, als wäre sie gar nicht vorhanden. Sie verdrängen jeden Gedanken daran und wollen auch ihren Lebensstil in keiner Beziehung (etwa durch Arztbesuche, Tabletteneinnahme, mehr Ruhepausen) ändern, selbst wenn ihr Körper hartnäckig danach verlangt. Das kann zu einer Verschlechterung des Lupus mit mehr Schüben führen.

Erst nachdem die Krankheit „als Schicksal" im Sinn einer unabänderlichen Tatsache angenommen wurde, ist eine förderliche (konstruktive) Auseinandersetzung mit ihr möglich.

Lupus lässt nicht mit sich handeln. Es bedarf wirksamer Bewältigungsstrategien, um mit der Erkrankung fertig zu werden.

Was ist Coping?

Der Begriff „Coping" leitet sich von dem englischen Verb „cope" ab: es mit etwas aufnehmen, mit etwas fertig werden. In der Psychologe wird „Coping" für Bewältigungsstrategien z. B. im Umgang mit einer schweren Krankheit verwendet.

Faktoren, die das Coping beeinflussen

Vielfältige Faktoren beeinflussen nicht nur den Verlauf der Lupus-Erkankung mit Schubhäufigkeit und Organbeteiligung, sondern auch die Möglichkeiten und Fähigkeiten, mit der Krankheit zu leben.

Negative Einflüsse können Depressionen auslösen, dadurch die Symptome verstärken und die Lebensqualität der Betroffenen noch weiter einschränken:

Krankheitsbewältigung bei chronischer Erkrankung

Psychologen sind der Meinung, dass Krankheitsverarbeitung immer ein Prozess ist, der in bestimmten Phasen vor sich geht. Diese Phasen können chronologisch ablaufen, sich manchmal aber auch überlappen:

1. Phase:	zunächst Erleichterung über eine endgültige Diagnose, danach bald Schock und Verleugnung
2. Phase:	Wut, verbunden mit der Frage „Warum gerade ich?“, Aggression durch Enttäuschung
3. Phase:	überwältigende Ohnmachtsgefühle, Depression
4. Phase:	Hadern und/oder Verhandlungen mit dem Schicksal
5. Phase:	Annehmen der Erkrankung, Sinnsuche
6. Phase:	(für einige möglich): Weitergabe eigener Erfahrungen an neu Betroffene, Sinnfindung (z. B. durch Aufbau oder Leitung einer Selbsthilfegruppe)

- ungünstiger Persönlichkeitstyp (genetisch oder sozial bedingt, z. B. bereits vor der Erkrankung eher pessimistische und passive Grundhaltung)
- ungesunde Lebensführung (Stress, Alkohol- und Zigarettenkonsum)
- mangelnde soziale Einbindung (Einsamkeit, Isolation)

Positive Einflüsse können den Teufelskreis verhindern oder unterbrechen, dadurch die Symptome mildern und die Lebensqualität der Betroffenen verbessern:
- geeignete medikamentöse und physikalische Therapien
- Psychotherapie (Persönlichkeitsaufbau, Existenzanalyse, Sinnfindungshilfen)
- gute soziale Einbindung (in Familie und Beruf)
- aktive Teilnahme an einer Selbsthilfegruppe

Bewährte Formen des Copings

Drei erfolgreiche Formen der Krankheitsbewältigung, die einander nicht ausschließen, sondern sich positiv ergänzen, sind Ihnen mit diesem Ratgeber ans Herz gelegt:

- 1. Aktiv werden

Setzen Sie sich mit Ihrer Krankheit auseinander, besorgen Sie sich so viele Informationen wie möglich. So veranlassen Sie auch die Ärzte, nicht über Sie, sondern mit Ihnen zu reden.

- 2. Soziale Einbindung und Unterstützung suchen

Keiner ist eine Insel, jeder braucht den anderen – nicht nur im Krankheitsfall. Suchen Sie sich Menschen, bei denen Sie Verständnis und Bestärkung finden, ob im Freundeskreis oder in einer Selbsthilfegruppe. Pflegen Sie Kontakte, die ein Geben und Nehmen von beiden Seiten beinhalten.

- 3. Nach einem neuen Sinn forschen

Der schnellste Weg, Ihre Krankheit zu verarbeiten, ist die Suche nach einem neuen Sinn im Leben, der Sie mit den Veränderungen, die Lupus fordert, versöhnt. Rücken Sie die eigenen Bedürfnisse in den Vordergrund und prüfen Sie, welche besonderen Fähigkeiten in Ihnen stecken, die gerade in dieser Situation erst zur Geltung kommen.

Auswirkungen auf die Partnerschaft

Betroffene, die alleinstehend sind, haben es in der Regel leichter, zu einer Neuorientierung zu finden. Wenn Sie mit einem Partner leben, wird es oft schwierig, die Zukunft gemeinsam zu gestalten, denn meist muss sich der Gesunde an den veränderten Möglichkeiten und Grenzen des Erkrankten orientieren, was beide auseinander bringen kann, da jeder andere Vorstellungen vom weiteren Leben hat.

Auch sexuelle Probleme erhöhen die Gefahr einer Trennung, weil das Interesse bei den Erkrankten häufig abnimmt. Dies hat meist nicht äußere, kosmetische Gründe, sondern seelische und lässt sich nicht einfach mit Medikamenten beheben. Wo Rücksichtnahme auf die Bedürfnisse des anderen schon vor der Erkrankung gefehlt hat, wird eine Trennung wahrscheinlicher.

Lupus macht Sie nicht plötzlich weniger begehrenswert. Steigern Sie sich nicht blind in das Gefühl hinein, dass Ihr Partner Sie unattraktiv oder gar abstoßend findet.

Veränderungen in der weiblichen Sexualität

Lupus beeinflusst alle Lebensbereiche, also auch die Sexualität. Die besonderen Belastungen und der seelische Stress zusammen mit einer trockenen Scheide oder Schmerzen beim Bewegen sind oft die Ursachen für ein nicht mehr befriedigendes Sexualleben.

Lupus und Sex – verträgt sich das?

Ganz sicher! Aber auch hierbei wird sich einiges ändern (müssen). Wenn sich Intimitäten vor der Erkrankung eher spontan und ohne viele Worte entwickelten, gibt es jetzt mehr Planungs- und Gesprächsbedarf.

Teilen Sie Ihrem Partner/Ihrer Partnerin mit,
- wie es Ihnen geht und was Sie fühlen,
- wie sich Ihre sexuellen Wünsche und Vorlieben verändert haben,
- wie Sie am besten in die richtige Stimmung kommen,
- wie wichtig Ihnen Nähe ist.

Sexuell aktiv zu sein kann Ihrem Leben neue Qualität geben. Es bedeutet, den Körper, der Ihnen Schmerzen und Sorgen bereitet, auch von einer anderen Seite kennen zu lernen, ihn wieder genießen zu können. Dazu sollten Sie nicht warten, bis der Partner den ersten Schritt macht. Abwarten kann dem anderen den Eindruck vermitteln, dass Sie nur noch mit sich selbst beschäftigt sein können.

Der Partner als „Fels in der Brandung"

Eine harmonische Beziehung, die von Liebe und Fürsorge getragen ist, kann auch Lupus nicht so leicht erschüttern. Manche Partnerschaften gehen sogar gestärkt aus solchen Krisen hervor. Wenn Sie festen Halt an Ihrem Partner haben, ist das ein unschätzbares Geschenk. Doch die neue Rollenverteilung kann auch zu Ungunsten beider kippen: wo sie in Überfürsorglichkeit auf der einen und (Besitz-)Anspruchsdenken auf der anderen Seite umschlägt.

Weitere „Partner" bei der Krankheitsbewältigung

Ehe- oder Lebenspartner bzw. die Familie können und dürfen nicht die einzigen sein, die Sie in dieser wichtigen Aufgabe unterstützen. Machen Sie sich nicht abhängig vom Mitleid und der Einsatzbereitschaft derer, die Ihnen besonders nahe stehen.

Suchen Sie stattdessen auch außerhalb dieses engen Kreises weitere „Mitstreiter" für Ihren Kampf:
- neue Freunde und Kontakte, z. B. in der Selbsthilfegruppe oder über Patientenschulungen (siehe dazu auch Seite 159),

- einen guten Therapeuten (oder eine Therapeutin), bei dem Sie Ihre Ängste und Ihren Ärger ungehemmt herauslassen und gezielt bearbeiten können,
- zusätzliche Entlastung von Schmerzen und Einschränkungen durch alternative Therapien und Entspannungsverfahren.

Stressmanagement

Sie wissen es bereits: Stress ist jetzt „Gift" für Sie. Gemeint ist negativer Stress, der so genannte „Distress" (z. B. Angst, Hektik), der überfordert und auch bei Gesunden zu psychosomatischen Störungen führt. Es gibt aber auch positiven Stress, als „Eustress" bezeichnet, der beglückt, anspornt und Höchstleistungen ermöglicht (z. B. Vorfreude oder freudige Erregung wie beim Orgasmus).

Vielleicht haben auch Sie nach einem Lupus-Schub den Wunsch alles nachzuholen, auf was Sie in der letzten Zeit verzichten mussten. Tun Sie's – aber immer mit der Ruhe!

6 goldene Regeln zur Stressbewältigung

Wenn Sie sich vom Stress nicht „auffressen" lassen wollen, müssen Sie lernen, Ihre Zeit (Tagesplanung, Wochenplanung) sinnvoll einzuteilen. Arbeiten Sie also an einem gesunden Zeitmanagement.

- Organisieren Sie Ihren Arbeitsweg und die Arbeitsweise.
- Setzen Sie sich ruhig, aber entschieden gegen jede Überforderung zur Wehr.
- Delegieren Sie Aufgaben, wenn möglich, an Familienmitglieder, Freunde und Kollegen.
- Dosieren Sie die Hausarbeiten und legen Sie gezielt Ruhepausen ein („Zeitmanagement").
- Praktizieren Sie Entspannungstechniken (siehe dazu auch Seite 166).
- Reservieren Sie sich Zeit, die Sie ganz allein und ungestört verbringen.

Die Bedeutung von Zeitmanagement für Lupus-Kranke

Gefühle beeinflussen das Zeitempfinden. Bei Ereignissen, die uns positiv berühren, verfliegt die Zeit wie im Nu, negativ empfundene Ereignisse lassen die Uhr scheinbar langsamer gehen oder gar stillstehen.

Zeitmanagement heißt jetzt für Sie, Wichtiges von Unwichtigem zu trennen und Konsequenzen daraus zu ziehen. Ein Tagesplaner kann Ihnen dabei helfen. Ihre Zeit (vor allem die Phasen, in denen es Ihnen gut geht) ist kostbar.

- Lernen Sie Arbeiten liegen zu lassen, wenn Sie merken, dass der Körper streikt.
- Genehmigen Sie sich regelmäßige „Auszeiten", in denen Sie Ihre Umwelt bewusst neu erfahren (Gerüche, z. B. den Duft von Blumen und Bäumen, Geräusche, z. B. Vogelzwitschern).
- Achten Sie auf die pünktliche Einnahme Ihrer Medikamente (z. B. mithilfe von Wochenschachteln aus der Apotheke).
- Werfen Sie sich nicht todmüde ins Bett. Lassen Sie den Tag ausklingen, gehen Sie auf Phantasiereisen ins Land der Träume.

Der Umgang mit Schmerzen und Entspannung

Schmerz ist nicht messbar, er ist eine Empfindung, die vom Gehirn gesteuert wird, das Endorphine als Schmerzbremse einsetzen kann. Faktoren wie Angst, Einsamkeit, Hoffnungslosigkeit wirken schmerzverstärkend. Menschen entwickeln außerdem ein „Schmerzgedächtnis", das zur Verselbstständigung des Schmerzes beiträgt.

- Die Schmerzdiagnostik ist eine wichtige Grundlage jeder Schmerztherapie. Sie besteht aus Schmerzanamnese, klinischen Untersuchungen, bildgebenden Verfahren und Laboruntersuchungen. Schmerzdiagnostik kann nur gelingen, wenn sämtliche Schmerzen, die der Patient schildert, ernst genommen werden. Psychisches Leid wiegt dabei genauso schwer wie rein körperliche Beschwerden.

- Zur Schmerzbehandlung werden u. a. Antidepressiva eingesetzt, da sie zu ihrer stimmungsaufhellenden oft eine schmerzlindernde Wirkung entfalten, vor allem bei Muskel- und Nervenschmerzen. Daneben sind Entspannungsverfahren geeignet, Schmerzen zu lindern oder zu unterdrücken.

Medikamentöse Schmerztherapien

Schmerztherapien sind grundsätzlich stufenweise, je nach Intensität des empfundenen Schmerzes, aufgebaut. Zunächst wird immer versucht, mit Medikamenten zu arbeiten, die nicht die Wirkung von Opium nutzen. Die Gabe erfolgt erst oral (über Tabletten), später parenteral (über Spritzen und Infusionen).

- **Stufe 1:** nicht-opioidhaltige Schmerzmittel
- **Stufe 2:** nicht-opioidhaltige Schmerzmittel, kombiniert mit schwach opioidhaltigen Analgetika
- **Stufe 3:** stark opioidhaltige Analgetika

Geeignete Entspannungsverfahren

Um den Teufelskreis aus Schmerz und Anspannung (häufig verstärkt durch negativen Stress) im Alltag zu durchbrechen, sollten Sie sich ein oder zwei Entspannungstechniken aneignen. Im Folgenden werden solche kurz aufgeführt, die sich auch bei Lupus-Betroffenen bewährt haben. In der TRIAS-Ratgeber-Reihe finden Sie viele Bücher, in denen Sie sich gezielt informieren können. Besprechen Sie das Thema mit dem Hausarzt.

- Progressive Muskelentspannung (nach Jacobsen)

Innere Anspannung geht immer mit Muskelanspannung einher. Dagegen hat sich diese Technik bewährt. Sie wird unter Anleitung im Liegen oder Sitzen für die Dauer von ca. 20 Minuten durchgeführt.

- Autogenes Training

Bei dieser Methode lindert tiefe Entspannung Ihre Schmerzen, sie wirkt angstdämpfend und hilft gegen Schlaflosigkeit. Durch gezielte Übungsprogramme wird körperliche Entspannung erreicht. Viele Krankenkassen bezahlen die Anleitung durch Ärzte oder Psychotherapeuten.

- Selbsthypnose

Sie wird auch als „Autosuggestion" (griechisch-lateinisch = Selbsteinredung) bezeichnet und führt zu Tiefenentspannung. Das Arbeiten mit Merksätzen und positiven Gedanken bildet die Grundlage dieser Technik. Sie lernen, bestimmte Vorstellungen in sich zu erwecken und sich damit selbst zu beeinflussen.

- Qigong

Qigong ist eine anerkannte Therapieform der chinesischen Medizin, die zur Verbesserung der Atmung und der Beweglichkeit führt. Diese Technik wird auch an Volkshochschulen gelehrt. Sie können Qigong allein mit ruhiger Musik praktizieren oder aber in Gruppen. In der freien Natur wird Qigong zum wahren Genuss.

- Yoga

Das aus Indien stammende Meditationssystem mit dazugehörigen Körperübungen gibt es in vielen Varianten. Hathayoga verbessert die vegetativen Vorgänge im Körper, Verspannung und Stress werden ausgeglichen und positiv auf das Lebensgefühl eingewirkt. Einige Krankenkassen zahlen bei den Kurskosten dazu.

- Feldenkrais

Feldenkrais zählt zu den körperlichen Bewusstseinsmethoden und fordert eine tiefgehende Identitätsentdeckung. Ihr Selbstbild kann durch diese Technik verändert werden, Sie bauen schädliche Verhaltensmuster ab und entdecken neue Neigungen. Feldenkrais unterstützt die Sinnsuche und ermöglicht weiterführende Körpererfahrungen.

- Meditation

Regelmäßiges Meditieren schützt vor Hoffnungslosigkeit und Schmerzen, beugt Schüben vor und gibt Ihnen die Kontrolle über Ihr inneres und äußeres Leben zurück. Dabei konzentrieren Sie sich auf einen Punkt, ablenkende Gedanken weisen Sie zurück. Meditationen können allein oder in Gemeinschaft erlernt und durchgeführt werden.

- Visualisieren

Schweifen Sie mit Ihrer Phantasie ab in positive Welten. Unangenehmes und Schmerzen werden so in den Hintergrund gedrängt. Manche Menschen stellen sich vor, auf Wolken zu schweben, auf einer bunten Wiese zu liegen oder sich von Meereswellen tragen zu lassen. Es gibt verschiedene Kassetten und Bücher, die es Ihnen erleichtern, in Ihrer Phantasie auf Reisen zu gehen.

- Musik-, Tanz- oder Maltherapie

Kreative Darstellungsformen wie Musik, Tanz, Theater und Malerei erlauben den Ausdruck von Gefühlen und Empfindungen, die viele nicht mit Worten wiedergeben können. Ohne Leistungsdruck und Vorschriften können Sie in diesen Therapien mehr über sich erfahren. Die eigene Kreativität zu entdecken bedeutet auch, dem Leben einen neuen Sinn zu geben.

- Gedankenstoppen

Wenn Sie sich ausmalen, was noch alles an Schrecklichem kommen könnte, verstärken Sie Ihre Probleme. Durchbrechen Sie den Teufelskreis und stoppen Sie negative Gedanken bereits im Ansatz, indem Sie sich mit Inhalten beschäftigen, die Ihnen Freude und Mut machen.

- Lachtherapie

Freuen Sie sich am Leben und lachen Sie mal wieder! Genießen Sie komödienhafte Filme, beteiligen Sie sich an Spielen, die Spaß machen (das kommt der ganzen Familie zugute!), lesen Sie lustige Bücher oder Artikel, beobachten Sie Kinder, die sich noch herzhaft freuen können.

Aufklärungsarbeit im Lebensumfeld

Das Wichtigste vorweg: Reden Sie nie einfach drauflos! Machen Sie sich in Gedanken ein Konzept, wo, was und wie Sie Bekannten und Kollegen von Ihrer Krankheit erzählen. So erleichtern Sie den anderen das Verständnis, denn viele Menschen haben Scheu vor dem Umgang mit chronisch Kranken. Oft sind Sie nur unsicher, wie sie Ihnen begegnen sollen, und ziehen sich deshalb zurück.

Seien Sie offen, wahr und klar (eindeutig) bei allem, was Sie sagen. Zu viele Einzelheiten sind meist gar nicht erwünscht, doch ein völliges Verschweigen bringt Ihnen nur noch mehr Schwierigkeiten, denn Sie sind „einfach nicht mehr die/der Alte", aber niemand weiß, warum.

Der neue Umgang mit den Kindern

Dass Mama/Papa „jetzt irgendwie anders ist", spüren schon die ganz Kleinen. Wenn Sie häufiger im Bett liegen und Ruhe brauchen, vermuten etwas größere Kinder oft, dass es Ihnen immer schlechter geht und Sie bald sterben müssen. Diese Befürchtungen fassen Kinder jedoch selten in Worte.

Um Ihr Kind nicht unnötig zu beunruhigen, sollten Sie es so ausführlich wie möglich über Ihre Erkrankung informieren, natürlich abhängig von Alter und Verständnis.
- Kleine Kinder brauchen noch nicht viele Informationen. Es reicht aus zu sagen, dass Sie sich nicht wohl fühlen und deswegen müde sind.
- Größeren Kindern sollten Sie genauer erklären, was mit Ihnen los ist. Alle Fragen sollten beantwortet werden.

Bereiten Sie solche Gespräche gezielt vor, sobald Sie Ihre Krankheit akzeptiert haben. Das Thema kommt immer wieder auf, was vor allem dann wichtig ist, wenn Sie für Ihre Kinder nicht mehr so da sein können wie zuvor oder wie andere Mütter. Kinder werden deshalb oft wütend und Sie fühlen sich möglicherweise schuldig.

Hier ein paar Tipps für den „neuen" Umgang mit Ihren Kindern:
- Versuchen Sie, mit den Kindern Kompromisse auszuhandeln. Verbringen Sie viel Zeit mit ihnen, wenn Sie sich besser fühlen.
- Beteiligen Sie sich nur an deren Aktivitäten, wenn Sie es auch körperlich bewältigen können. Führen Sie statt gemeinsamem Toben und Laufen z. B. eine Vorlesestunde ein.

- Nehmen Sie sich abends Zeit, mit den Kindern zu schmusen und im Bett vertraulich zu plaudern.

Erkenntnisse der Psychoneuroimmunologie

Die Psychoneuroimmunologie (PNI) ist ein noch relativ junges Forschungsgebiet, das von einer wechselseitigen Abhängigkeit bzw. Wechselwirkungen zwischen Psyche, Nerven-, Hormon- und Immunsystem ausgeht und eine ganzheitliche Betrachtung von Krankheitsverläufen ermöglicht.

Neuere Untersuchungen belegen, dass rheumatische Erkrankungen, multiple Sklerose, Diabetes, Asthma, Allergien und Magengeschwüre stark durch die Psyche beeinflusst werden. Ob das Immunsystem seinen Kampf gegen Viren, Bakterien, Krebszellen oder Autoimmunkörper gewinnt, entscheidet sich also auch im Kopf. Dafür hat die PNI zahlreiche Beweise gesammelt.

Das Zusammenwirken psychischer und physischer Faktoren

Viele Auslöser für psychischen Stress (wie Ängste, Einsamkeit, Hilflosigkeit, Trauer) schwächen die Immunabwehr, wenn sie über längere Zeit bestehen. Die Killer-T-Zellen registrieren eine psychische Belastung durch die vom Rückenmark ausgehenden Nervenfasern, die alle Organe mit Informationen versorgen. Diese vegetativen Nervenfasern sind also der direkte Kommunikationsweg zwischen Nerven- und Immunsystem.

Einen anderen wichtigen Einfluss haben u. a. Hormone, die über die Hirnanhangdrüse in den Blutkreislauf gelangen. Sexualhormone regulieren die körpereigenen Opiate, z. B. das Kortisol für die Abwehrkraft. Bei chronischem Stress entfaltet Kortisol einen negativen Einfluss auf Immunzellen. Selbst wenn der Stress längst vorbei ist, schüttet die Nebennierenrinde noch immer Kortison aus.

Ob und welche Krankheiten daraus entstehen, lässt sich nicht pauschal sagen, aber immer spielen Ernährung, Umweltgifte, Erreger und die Psyche eine große Rolle. Der Mensch ist ein Netzwerk, in dem Nerven, Hormone und Immunsystem untrennbar zusammenwirken (interagieren).

Wichtige Aussagen der Psychoneuroimmunologie

Nach Auffassung der PNI gibt es keine rein physischen oder psychischen Erkrankungen, da nur eine Störung im Leib-Seele-Netz Einfluss auf die Gesundheit nehmen kann.

- Derzeit wird diskutiert, welche Rolle dem Gefühlsleben im Hinblick auf Rheuma und andere Autoimmunkrankheiten zukommt. Sicher scheint, dass Emotionen die empfindliche Balance des Immunsystems beeinflussen. Doch wenn Kummer krank macht, kann dann Glück nicht wieder gesund machen? Studien bestärken, dass psychosoziale Unterstützung für jeden Heilungsprozess entscheidend ist.

Geschlechtsspezifisches Verhalten bei Kranken führt die PNI-Wissenschaftler zu einer weiteren Frage: Warum sprechen Frauen im Allgemeinen stärker auf psychische Betreuung an? Hier liegt noch ein überwiegend unerforschtes Arbeitsgebiet, dessen Erkundung auch der Lupus-Therapien neue Ansätze bescheren wird.

Übrigens haben PNI-Testreihen eindeutig ergeben, dass bei positiver Lebenseinstellung und sicherem Umgang mit den eigenen Gefühlen auch Medikamente eingespart werden können.

Sonstige psychologische und soziale Hilfen

Eine ganze Reihe privater und staatlicher Verbände, Organisationen sowie einzelne Fachleute unterstützen Sie bei der inneren und äußeren Bewältigung Ihrer Krankheit. Für jede Frage und jedes Problem gibt es wenigstens eine Anlaufstelle – man muss nur wissen, wo und welche. Auf den nächsten Seiten werden Ihnen die wichtigsten Ansprechpartner kurz vorgestellt.

Wohnortnahe Versorgung

Die Therapie von SLE ist in Deutschland leider immer noch stark an Rheumazentren gebunden, sodass die lückenlose Versorgung darunter leidet. Nur in Großstädten erhalten Patienten am Wohnort ambulante Hilfe.

Zurzeit werden an großen Krankenhäusern Zentren eingerichtet, die eine volle stationäre Betreuung durch teilstationäre Behandlung oder ambulante Tageskliniken ersetzen. Die Patienten befinden sich also nur während des normalen Tagesbetriebs im Krankenhaus und werden dort von verschiedenen Spezialisten betreut.

Psychotherapie für Lupus-Betroffene

Spezielle Psychotherapien für Lupus-Patienten gibt es nicht. Doch einige Formen von Gesprächs- und Verhaltenstherapien, das Biofeedback und neurolinguistisches Programmieren (NLP) können Ihnen helfen, Ihre Lebensqualität spürbar zu verbessern. (Die Neurolinguistik befasst sich mit den biologisch-neurologischen Grundlagen der Sprachfähigkeit, deren Störungen und Behandlung.)

Hier können Sie lernen, eigene Affekte besser wahrzunehmen, Spannungen auszuhalten und zu regulieren. Mithilfe des Therapeuten gewinnen Sie wieder Selbstachtung und Ihr Selbstwertgefühl steigt.

Haben Sie Fragen zu Psychotherapien? Der Berufsverband Deutscher Psychologinnen und Psychologen (BDP) e. V. hat einen Wegweiser herausgebracht, den Sie unter der Adresse BDP, Heilsbacher Straße 22–24, 53123 Bonn, erhalten. Einen individuellen Beratungsservice können Sie unter der zentralen Telefonnummer (02 28) 74 66 99 in Anspruch nehmen.

Patientenschulungen

Die Deutsche Rheuma-Liga bietet zusammen mit der Lupus erythematodes Selbsthilfevereinigung e.V. Patientenschulungen für Menschen mit Lupus im gesamten Bundesgebiet an. In 5 Sitzungen (Grundkurs) und an einem Wochenende (Aufbaukurs) werden Fragen zu Ursachen, Verlauf und Behandlung der Erkrankung sowie zum Umgang mit Ärzten, Psychologen und Therapeuten kompetent geklärt. Auch hier tragen die gesetzlichen Krankenkassen teilweise die Kosten.

Während dieser Maßnahmen können Sie sich mit anderen Betroffenen über die Krankheit austauschen und Kontakte knüpfen, die für Ihre Zukunft oft eine wesentliche Hilfe sein können.

Selbsthilfegruppen

„Geteiltes Leid ist halbes Leid.“ In dieser Volksweisheit steckt mehr als nur ein Körnchen Wahrheit. Die Bedeutung von Selbsthilfegruppen für

Lupus-Betroffene ist im vorliegenden Ratgeber wiederholt angesprochen worden. Selbsthilfegruppen vereinen Personen, die unter der gleichen Krankheit leiden und daher ganz ähnlichen Beschwerden, Problemen und Lebensveränderungen unterworfen sind.

Nutzen Sie die Chance, in diesem Kreis Erfahrungen auszutauschen, Bewältigungsstrategien zu erarbeiten und Ängste abzubauen. Manche Gruppen werden auch von einem Arzt betreut, der medizinische Fragen beantwortet. Vor allem in Krisensituationen fühlt man sich unter Betroffenen am wohlsten.

Lupus-Selbsthilfegruppen gibt es überall in Deutschland und sicher auch in der Nähe Ihres Wohnorts, ob nun im Rahmen der Rheuma-Liga oder der Lupus-Erythematodes-Selbsthilfegemeinschaft e. V.

Lupus und Beruf

Die Auswirkungen von Lupus erythematodes auf das Berufsleben wurden in diesem Kapitel schon geschildert. Im Idealfall können Sie Ihren alten Beruf trotz Erkrankung weiterführen. Schübe verursachen jedoch häufig eine Unterbrechung, deren Dauer nie abzusehen ist und die das Arbeitsklima verschlechtern kann.

Leider ist es nur wenigen Lupus-Betroffenen möglich, ihr Pensum halbtags oder von zu Hause aus zu bewältigen. Ohne ausreichende Ruhephasen wird der Job jedoch für die meisten zum Problem. Manche haben auch so komplizierte Verläufe, dass sie ihren Beruf gar nicht mehr ausüben können und daher – unter Umständen schon in jungen Jahren – die Rente beantragen müssen.

Arbeit kann auch einen positiven Effekt auf den Krankheitsverlauf haben. Wenn sie Ihnen Freude macht, steigert sie das Selbstwertgefühl und lenkt von Lupus ab.

Den Schritt aus oder in ein verändertes Berufsleben müssen Sie sorgfältig überlegen und planen. Auch finanzielle Probleme und Existenzängste können Lupus verschlimmern. Sind Arbeitgeber und die Kollegen über Ihre Erkrankung aufgeklärt und Ihre Belastungen können nicht verringert werden, sollten Sie zunächst an eine Umschulung denken.

Die BfA oder LVA bieten im Rehabilitationsverfahren entsprechende Maßnahmen an. Falls Sie sich zu einer Umschulung in der Lage fühlen, lassen Sie sich darauf ein und eingehend von kompetenter Stelle beraten.

Möglichkeiten der Rehabilitation

Die BfA und die LVA gewähren Rehabilitationsmaßnahmen zur beruflichen Eingliederung Behinderter, soweit kein anderer Träger zuständig ist. Das Ziel ist, Sie vor dem vorzeitigen Ausscheiden aus dem Erwerbsleben zu bewahren bzw. Sie möglichst dauerhaft wieder in das Arbeitsleben zu integrieren. Im Gegenzug sind Sie verpflichtet, an der Rehabilitation mitzuwirken. Häufig wird Ihnen auch eine Reha-Kur genehmigt.

Die Antragstellung erfolgt in Zusammenarbeit mit Ihrer Krankenkasse, den Arbeitsämtern sowie den Geschäftsstellen der Rentenversicherungen, die eigens dafür Berater haben.

Nach dem Motto „Rehabilitation geht vor Rente!" beteiligen sich auch Wohlfahrtsverbände an der Finanzierung behindertengerechter Arbeitsplätze.

Die finanzielle Versorgung im Krankheitsfall

Bei arbeitsunfähiger Erkrankung sind Sie für insgesamt 78 Wochen zunächst durch Krankengeldzahlungen des Arbeitgebers und anschließend durch die Zahlungen der Krankenkasse abgesichert, wenn Sie als Arbeitnehmer Beiträge zur gesetzlichen Krankenversicherung leisten.

Nach 6 Wochen Lohnfortzahlung durch den Arbeitgeber gewährt die Krankenkasse 72 Wochen lang Krankengeld, sofern Sie vom Arzt krankgeschrieben sind. Die Kassen sorgen dabei meist für eine Überprüfung der Krankschreibung durch einen medizinischen Gutachter.

Achtung: In dieser Form wird Krankengeld jedoch nur einmal innerhalb von je 3 Jahren bezahlt. Näheres dazu können Sie bei Ihrer Krankenkasse in Erfahrung bringen. Falls Sie bei einem privaten Kostenträger krankenversichert sind, müssen Sie sich dort nach den Zahlungsmodalitäten erkundigen.

Die Frage der Erwerbs- oder Berufsunfähigkeitsrente

Ob Halbtagsarbeit, Umschulung oder längere Phasen der Krankschreibung – manchmal nützt das alles nichts und Sie müssen vorzeitig aus dem Erwerbsleben ausscheiden. Wenn bestimmte Voraussetzungen erfüllt sind, erhalten Sie eine Rente wegen Berufs- oder Erwerbsunfähigkeit. Ob das in Ihrem Fall möglich ist, sollten Sie unverzüglich klären.

Drei Schritte ebnen den Weg dazu:
- Reichen Sie zunächst den Antrag ein (das ist das Wichtigste!).
- Errechnen Sie, ob Sie vor Rentenbeginn die allgemeine Wartezeit von 5 Jahren und die Mindestversicherungszeit vor Eintritt der Berufs- und Erwerbsunfähigkeitsrente erfüllen.
- Zur Prüfung Ihres Antrags muss ein ärztliches Gutachten von der BfA oder LVA erstellt werden.

Mehr Auskünfte zur Antragstellung erteilen Ihnen die LVA oder die BfA in Berlin, die Auskunftsstellen der Rentenversicherungsträger sowie das Versicherungsamt kostenfrei. Denken Sie daran, sämtliche Unterlagen über Ihre Rentenversicherung zum Gespräch mitzunehmen.

Sozialhilfezahlungen

Besteht keine Möglichkeit für eine Erwerbstätigkeit und ebenso wenig Anspruch auf Leistungen der Krankenkassen, der Rentenversicherung oder ähnlicher Kostenträger, so können Sie Sozialhilfe beantragen. Sozialhilfe ist immer der letzte Ausweg. Sie kommt häufig für diejenigen in Betracht, deren Krankheitsbeginn bereits in der Jugend liegt, sodass Sie noch keinen Rentenanspruch erwerben konnten. Auf Leistungen des Sozialhilfeträgers besteht ein gesetzlicher Anspruch.

Beratung und Hilfe in sozialen Fragen

Soziale Dienste, Beratungsstellen in den Gesundheitsämtern und Rathäusern bieten für chronisch Kranke und Behinderte Sprechtage an. Dahin können Sie sich wenden und von Fachkräften umfassend beraten lassen. Dort werden auch die notwendigen ärztlichen Bescheinigungen für Steuerermäßigung und Unterhaltshilfe ausgestellt.

In den meisten Städten gibt es Einrichtungen der Deutschen Rheuma-Liga oder Lupus erythematodes Selbsthilfevereinigung e. V., die Sie gerne mit Informationen und Therapieangeboten versorgen.

Ein Schwerbehindertenausweis

SLE kann zu starken Einschränkungen im täglichen Leben führen und wird dann als krankheitsbedingte Behinderung durch die Versorgungsämter anerkannt.

Welche Grade (der Behinderung = GdB) Ihnen nach dem Schwerbehindertengesetz (SchwbG) zuerkannt werden, richtet sich nach einem ärztlichen Gutachten, das – anders als im Rentenrecht für eine Minderung der Erwerbsfähigkeit (MdE) – sämtliche Auswirkungen auf den Lebensalltag des Betroffenen bei der Beurteilung zugrunde legt. Deshalb ist in vielen Fällen der GdB höher als die MdE.

Als Behinderung gilt „jeder regelwidrige körperliche, geistige oder seelische Zustand, der länger als 6 Monate andauert". Dabei werden nur Funktionseinschränkungen im allgemeinen Zustand der Organe berücksichtigt, die von den für das Lebensalter typischen Gegebenheiten abweichen.

Bei Behinderungen mit einem Gesamtschweregrad (Gesamt-GdB) von mindestens 50 Prozent können Sie einen Schwerbehindertenausweis in Anspruch nehmen, der Ihnen spezielle Vergünstigungen gewährt. Dazu zählen:
- ein verbesserter Kündigungsschutz,
- Zusatzurlaub von 5 Arbeitstagen im Urlaubsjahr,
- eine Altersrente für Schwerbehinderte.

Einen Antrag auf Schwerbehindertenausweis müssen Sie direkt beim Versorgungsamt stellen. Behandlungs- und Befundberichte Ihrer behandelnden Ärzte sollten bereits beigelegt werden, oder werden vom Versorgungsamt direkt angefordert. Falls Sie einen Bescheid vom Versorgungsamt erhalten sollten, der Sie Ihrer Ansicht nach nicht gerecht einstuft, können Sie Widerspruch einlegen und Akteneinsicht verlangen.

Prüfen Sie im Wissen um die Unvorhersehbarkeit von Lupus gründlich, was Sie persönlich sich von einer Anerkennung als Schwerbehinderte(r) versprechen. Hilft Ihnen diese Bescheinigung tatsächlich im Arbeitsleben? Was bringt Sie Ihnen für die Rente oder für die Steuer?

Anhang

Medikamentenhinweise

In Kapitel 4 zu Therapien und Medikamenten in der Lupus-Behandlung wurde es bereits angesprochen: Manche Wirkstoffe sind, obwohl erprobt und hilfreich bei der Symptombekämpfung, nicht für Patienten mit Lupus erythematodes geeignet. Es kommt (sicher oder wahrscheinlich) zu Unverträglichkeiten, deren Ursachen in der besonderen Situation liegen, die Lupus im Organismus schafft.

„Liste verbotener Medikamente"

Die Wirkstoffe zahlreicher Medikamente, die von Lupus-Patienten nicht oder nur unter Vorbehalt eingenommen werden dürfen, lassen sich grob in drei Gruppen teilen, je nach dem Ausmaß ihrer Schädlichkeit für Betroffene:

sicher	wahrscheinlich	möglich
Chlorpromazin	ACE-Hemmer	zahlreiche
Methyldopa	Penicillamin	Antibiotika
Hydralazin	Chinidin	Goldsalze
Procainamid	Griseofulvin	Isoniazid

Kortisonfreie Schmerzmittel

Die folgende Liste gibt Ihnen einen Überblick über kortisonfreie Analgetika (NSAR/SSAR), die derzeit in Deutschland auf dem Markt sind, zusammen mit den Richtwerten für die tägliche Dosierung.

Wirkstoff	Tagesdosierung	Handelsname
Acametacin	90 bis 100 mg	Rantudil
Diclofenac	75 bis 150 mg	Diclo
	50 bis 150	Diclofenac
		Effekton
		Jenafenac
		Rewodina
		Voltaren
Indometacin	75 bis 150 mg	Amuno
		Indometacin
		Jenatacin

Naproxen	500 bis 1000 mg	Proxen
Piroxicam	20 mg	Brexidol Felden Jenapirox Piroxicam

Adressen, die weiterhelfen

Deutsche Rheuma-Liga
Bundesverband e. V.
Maximilianstraße 14
53111 Bonn
Info-Tel.: (02 28)7 66 70 80
Fax: (02 28) 7 66 06 20

Lupus-Erythematodes-Selbsthilfegemeinschaft e. V.
Frau Borgi Winkler-Rohlfing, Geschäftsführerin
Döppersberg 20
42103 Wuppertal
Tel.: (02 02) 4 96 87 97
Fax: (02 02) 4 96 87 98
E-Mail: lupus@rheumanet.org

Sklerodermie-Selbsthilfe e. V.
Friedhofstraße 16
74076 Heilbronn
Tel.: (0 71 31) 16 16 56
Fax: (0 71 31) 16 16 57

Kontaktstelle zu anderen Selbsthilfegruppen:

NAKOS
Nationale Kontakt- und Informationsstelle
Albrecht-Achilles-Straße 65
10709 Berlin
Tel.: (0 30) 8 91 40 19
Fax: (0 30) 8 93 40 14

Bücher, die weiterhelfen

Bücher und Artikel, die sich mit Lupus befassen und älter als zehn Jahre sind, sind schlechte Informationsquellen für Betroffene, da sich seit dieser Zeit das Verständnis und die Prognose für die Krankheit sehr verbessert haben.

Bücher und Zeitschriften in deutscher Sprache

Bernardo A.: **Gerinnungsselbstkontrolle leicht gemacht**, TRIAS Verlag, 1999

Bolen Jean Shinoda: **Krankheit und die Suche nach dem Sinn**, Hugendubel Verlag München, 1998

ELEF: **Butterfly Traveller**, Novartis Pharma Verlag, 2000

Gromnica-Ihle E.: **Therapie rheumatischer Erkrankungen während Schwangerschaft und Stillzeit**, Novartis Pharma Verlag, 1998

Pschyrembel: **Klinisches Wörterbuch**, WdeG, 258. Auflage

Reisky P.: **Osteoprose**, Kohlhammer Verlag Stuttgart, 1997

Weiss Th.: **Schmerzen überall Fibromyalgie**, Südwest, 1998

Die Rechte behinderter Menschen, Bundesministerium für Gesundheit, 1997

Familiengründung und Schwangerschaft, Hilfen für Rheumakranke, Deutsche Rheuma-Liga, 1992

Gromnica-Ihle Erika: Tägliche Praxis Nr. 39: Sjögren-Syndrom, Hans Marseille Verlag München

Informationen zum Schwerbehindertenrecht, Landesamt für Gesundheit und Soziale Merkblätter der Deutschen Rheuma-Liga

„Der Schmetterling“ erscheint viermal jährlich als Magazin der Lupus Erythematodes Selbsthilfegemeinschaft e.V. und berichtet ausführlich über Probleme, Therapien und Forschung auf dem Gebiet der Lupus-Erkrankung.
SEKIS: **Eine Anleitung zum Handeln für Selbsthilfeinteressierte**, Heft von SEKIS, Albert-Achilles-Str. 65, 10709 Berlin

Bücher in englischer Sprache:

Dibner R. and Colmann C.: **Lupus Handbook for Women**

Fireside Book, New York 1994
Lahita R.: **Lupus**, Avery Publishing, New York, 1998

Wallace D.: **The Lupus Book**, Oxford University

Register